당신의 언어 나이는
몇 살입니까?

당신의 언어 나이는
몇 살입니까?

말과 글의 노화를 막기 위한
언어병리학자의 조언

이미숙 **지음**

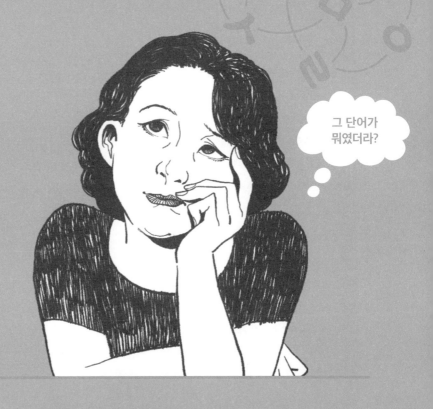

그 단어가
뭐였더라?

남해의봄날

목차

노화가 죄는 아니잖아!

우리는 태어나면서부터 의사소통을 시도합니다. 신생아의 울음소리와 옹알이는 세상을 향한 첫 번째 언어인 셈이지요. 이후로 언어는 끊임없이 변화합니다. 나이가 들수록, 지식이 쌓일수록, 몸과 마음이 성장할수록 우리네 언어생활은 점점 더 슬기로워질 것만 같습니다. 하지만 정말로 그럴까요?

안타깝게도 정답은 '아니요'입니다. 왜일까요? 엄마 배 속에서 전해 듣던 나지막한 음성에서 출발해 '발성 놀이'라 불리는 옹알이 단계를 거치면 언어 발달이 폭발하는 시기에 이릅니다. 이때까지 이루어지는 성장은 가히 드라마틱하다고 할 수 있습니다. 많은 이들이 공감하듯 인간의 생 자체는 하나의 '버거운 싸움'입니다. 언어생활 역시 예외는 아닙니다. 드라마와도 같은 성장기를 거친 언어가 마냥 상승 곡선을 그려 주지 않거든요. 한 걸음 한 걸음 성장해 온 언어는 어느 순간(의외로 빨리!) '노화'라는 복병을 만나게 됩니다. 이른바 노화의 역습이지요.

노화는 언어생활의 슬기로움을 사사건건 방해합니다. 우선 특정 단어가 제때 떠오르지 않습니다. 작년 여름 영화관에서 본 스릴러 영화의 제목이 입속에서 맴돌기만 하지요. "이럴 때 쓰는 단어가 뭐더라? 'ㅂ'이 들어가는데…"와 같이 자꾸만 중얼거리게 됩니다. '바람? 결부? 비리?' 등 여러 단어를 곱씹은 후에야 겨우 정답에 이릅니다. 물론 영영 떠오르지 않는 경우도 많지요. 대화 도중 길을 잃는 경우도 허다합니다. 주제가 자꾸 삼천포로 빠지고, 다시 돌아와서는 똑같은 얘기를 주절주절 반복합니다. 의도치 않게 꼰대가 되어 말을 장황하게 늘어놓기도 합니다. 이 죽일 놈의 노화를 어떻게 할 것인가!

사랑에 빠진 게 죄는 아니잖냐던 드라마 속 나쁜 남자의 절규처럼, 노화의 거센 파고에 휘말리는 것 또한 죄는 아니지 않을까요? 어쩌면 우리는 태어남과 동시에 '노화'라는 또 다른 세계를 향해 달려온 것은 아닐까요? 하루 더 늙어 버린 얼굴과 입속에 맴도는 언어에 마냥 실망하기에는 어쩐지 억울한 기분이 듭니다. 결혼식에 초대받지 못했음에도 "왜 결혼식에 안 왔어요?"란 질문을 받았다는 어느 개그맨의 심정과 비슷하달까요. 늙고자 의도하지 않았고 늙기를 바란 적 없음에도 '늙음'이란 죄를 짊어진 양 사는 일만큼 억울한 것은 없을 테니까요. 누구나 맞닥뜨릴 세계라면 '기꺼이' 환영해 주어도 괜찮지 않을까요? 슬기롭게 준비한다면 오히려 생의 '즐거운 한때'를 만끽하게 될 수도 있습니다.

매 학기 강의 첫날 제가 어김없이 강조하는 말이 있습니다. 수업에서 다룰 지식이 모두 '내 것'이 되리라 기대하지 말 것! 대신 지식과 정보를 '어디서' 찾으면 좋을지 파악할 것! 그리고 당장 '무엇'을 시작할지 결심할 것! 이 책을 쓰는 저의 마음도 마찬가지입니다. 피할 수 없는 늙음의 여정에서 다정한 길잡이가 되기를 희망합니다. 해피 노년을 꿈꾸는 모든 이의 마음속에 작은 불씨가 되면 좋겠습니다. 그 불씨가 오래도록 살아남아 슬기로운 언어로, 애정 어린 소통으로, 우아하고 안온한 일상으로 활활 타오르면 좋겠습니다.

2023년 여름의 끝자락
대치동 연구실에서
이미숙

1.

누군가 말해 달라,
늙은 뇌의 비밀

우리의 앞날을 정확히 예측할 수 있다면 어떨까요? 알 수 없는 내일 때문에 불안할 일도, 오늘을 동동거리며 살 일도 없게 될까요? 김연수의 소설 〈이토록 평범한 미래〉˙에서는 하루하루의 평범한 일상이 위대한 내일이 되고 머나먼 미래로 뻗어 가는 모습이 그려집니다. 작가가 글로 옮긴 문장의 내용이 바뀌려면 스스로의 삶이 달라져야 하듯 내 앞에 놓인 세계를 바꾸는 방법은 오직 '나 자신'이 달라지는 길뿐이지요. 연거푸 쓰러지고 패배하더라도 끝끝내 선택할 수밖에 없는 것은 반드시 오고야 말 미래, 곧 우리의 평범한 미래란 걸 작가는 무려 서른 페이지에 가까운 분량을 할애해 강조합니다.

뇌가 늙고 언어가 변화할 우리의 미래도 반드시 오고야 말 세계입니다. 그렇다면 우리는 무엇을 선택해야 할까요? 기어코 당도할 미래를 바꾸려면 결국 오늘을 살아 내는 나 자신을 바꾸는 길밖에 없습니다. '기어코'가 아니라 '기꺼이' 노화를 맞이하기 위해서는 먼

˙ '이토록 평범한 미래', 〈이토록 평범한 미래〉, 김연수, 문학동네(2022).

누군가 말해 달라, 늙은 뇌의 비밀

저 늙은 뇌의 비밀을 짚어 보아야 합니다. 미래를 향한 우리의 예언이 조금이라도 선명해지려면 말이지요.

늙은 뇌에 관해 알아야 할 모든 것

나이가 들면 왜 언어가 달라질까요? 노화는 언어에 어떤 영향을 줄까요? 네팔 시인 두르가 랄 쉬레스타는 시들어야 함을 알면서도 기필코 피어나는 꽃의 비밀이 무어냐고 절규하지요.[**] 한번 피어 봤던 꽃만이 시들 수 있다는 '꽃의 누설'과도 같은 생의 비밀은 우리 인간에게도 적용됩니다.

과학자라면 인생과 노화의 비밀을 아홉 가지[***]로 설명할지 모릅니다. 유전체 불안정성, 텔로미어(telomere) 마모, 후성 유전적 변화, 단백질 항상성 소실, 영양 감지 조절력 저하, 미토콘드리아 기능장애, 세포 노쇠, 줄기세포 고갈, 세포 간 소통 변화! 어려운 용어만으로도 '비밀'의 무게가 느껴지지 않나요?

이 참을 수 없는 비밀의 무거움 탓에 우리는 지레 겁을 먹는지 모

[**] '꽃은 왜 피는가', 〈누군가 말해 달라 이 생의 비밀〉, 두르가 랄 쉬레스타, 유정이 역, 문학의숲(2013).

[***] 'The hallmarks of aging', Carlos López-Otín et al., 〈Cell〉, 153(6), 1194~1217(2013).

당신의 언어 나이는 몇 살입니까?

릅니다. 탄력 없는 피부, 노쇠해 가는 체력, 가물가물한 기억, 중언부언하는 말, 이해하기 어려운 대화…. 꼰대, 옛날 사람, 아재 개그 같은 단어가 유행하는 것은 어쩌면 노화에 대한 두려움과 경계를 드러내는 경향일 수 있습니다. 비극에 대한 희극적 승화라고나 할까요.

노화로 달라진 언어의 모습을 짚어 보려면 먼저 '뇌'에서 출발해야 합니다. 일생을 살면서 우리 뇌는 쉼 없이 일을 하지요. 팔다리나 얼굴 근육, 대장과 소장만큼이나, 혹은 그 이상으로 분주히 움직입니다. 무엇을 상상하든 그 이상의 노동량을 자랑한다는 건 역설적으로 뇌가 노화에 무척 취약하다는 뜻이기도 합니다. 젊은 육체를 불살라 기력의 정점을 찍다 은퇴하는 운동선수, 용량의 최대치를 몇 년간 소진한 뒤 수명을 다하는 휴대폰 배터리를 떠올리면 쉽게 납득이 가는 이치지요.

이렇듯 필연적으로 늙어 가는 뇌는 과연 어떤 모습일까요? 우선 무게와 용량이 서서히 줄어듭니다. 물리적으로 가벼워지면서 기능 면에서도 저장 한도가 축소된다는 뜻이지요. 이는 신경을 구성하는 세포인 뉴런(neuron)이 작아지거나 수축하면서 일어나는 현상입니다. 또 다른 변화도 일어납니다. 세포와 세포 간의 연결이 느슨해지고 끊어짐에 따라 시냅스(synapse)라는 연결망의 밀도가 떨어집니다. 가장 드라마틱한 뇌 위축은 전두엽(frontal lobe)과 두정엽(parietal lobe)에서 일어납니다. 이들을 이루는 회백질(gray matter)의 용량이 급격

누군가 말해 달라, 늙은 뇌의 비밀

히 줄어드는 탓이지요.

뇌가 노쇠해지면 당연히 기존의 역할을 해내기가 버겁습니다. 특히 언어와 인지 기능이 제대로 발휘되기 어렵지요. 예를 들어 전전두엽(prefrontal lobe)과 두정엽(parietal lobe)이 위축되면 작업기억(working memory)의 용량이 줄어듭니다. 작업기억이란 뇌로 들어오는 정보를 임시로 저장하고 조작하는 능력인데, 인간의 언어생활에 매우 중요한 역할을 합니다. 상대방의 말을 듣고 뇌 속에 잠시 저장했다가 무슨 의미인지 재빨리 이해한 다음 알맞게 대꾸해야 하는 상황을 떠올려 봅시다. 여기서 핵심은 '잠시'와 '재빨리'입니다. 소통이 원활하게 이루어지려면 탁구공을 주고받듯 빠르게 대화가 오가야 하니까요. 무엇보다 순서와 문법이 적절하고 맥락에 맞는 말이어야 합니다. 이러한 '티키타카'를 좌우하는 능력이 바로 작업기억입니다. 그러니 작업기억 용량이 줄어들면 결과는 불 보듯 뻔하겠지요. 컴퓨터 하드웨어의 용량이 모자라면 어떻게 되나요? '디스크 공간이 부족하므로 더 이상 문서를 저장할 수 없음'이란 문구를 접한 경험이 한 번쯤 있을 겁니다. 우리 뇌도 마찬가지입니다. 상대방의 질문이나 대화 주제를 파악하려 아무리 애써도, 작업기억 용량의 한계 때문에 '더 이상 언어 정보를 저장할 수 없음' 상태가 되고 말지요.

늙은 뇌의 또 다른 습성은 바로 편재화(lateralization)입니다. '편재'는 무언가가 한곳에 치우쳐 있다는 의미입니다. 이를 뇌에 적용해 보면, 좌반구와 우반구의 기능이 나누어져 있어 각자가 제 몫을 해낸다는 뜻이지요. 젊은 뇌는 언어 정보를 처리할 때 언어를 담당하는 반구(대개 좌반구)가 제 역할을 거뜬히 해냅니다. 하지만 늙은 뇌는 다릅니다. 용량이 줄어든 탓에 원래 하던 기능인데도 버겁기만 합니다. 언어를 담당하던 반구는 어떻게든 가동하려고 애쓰지만 녹록지 않지요. 궁지에 몰릴수록 지푸라기라도 잡고 싶달까요. 늙은 반구의 지푸라기는 바로 언어를 담당하지 않던 나머지 반구입니다. 얼핏 보면 양쪽 뇌를 모두 활용할수록 더 잘 기능할 것만 같습니다. 하지만 과연 그럴까요? '선택과 집중'이라는 경영 전략을 떠올려 보면 이해하기 쉬울 겁니다. 특정 기능을 담당하는 뇌 영역에서 '집중적'으로 처리하는 것이 훨씬 더 효율적입니다. 더구나 늙은 뇌가 구사하는 '양다리 걸치기(뇌 가소성)' 전략에서 지푸라기 반구의 역할은 기대에 크게 못 미칩니다. 담당하던 반구의 기능을 조금 거드는 수준이랄까요.

　　이처럼 뇌의 효율을 방해하는 것이 비단 노화만은 아닙니다. 제가 만난 20대 초반의 청년 A는 고교 시절 교통사고로 뇌를 다친 적이 있습니다. '외상성 뇌손상(traumatic brain injury)'으로 진단받고 열심히 재활에 임했던 그는 안타깝게도 두 번의 수능 시험에서 쓴맛을 보았지요.

다치기 전까진 성적도 꽤 좋았고 매사에 적극적이었어요. 지금은 책상 앞에 앉기만 하면 자꾸 산만해져요. 지문을 두세 번씩 읽어야 무슨 뜻인지 겨우 이해가 가요. 친구들이랑 대화할 때도 어느새 말을 곱씹고 있는 나를 발견하곤 해요. 그럴 때마다 한없이 작아지는 기분이 들어 우울하고 괴로워요. 앞으로 하고 싶은 게 너무 많은데 잘할 수 있을지 자신도 없고요.

몇 달간 언어 재활을 하면서 A가 자주 호소하던 말입니다. 외상성 뇌손상의 특성상 뇌의 여러 부위가 미묘한 손상을 입습니다. '미묘'하다고 표현한 이유는 말 그대로 미묘하게 효율을 떨어뜨리기 때문입니다. '내 거인 듯 내 거 아닌 내 거 같은 너'란 노래 가사처럼, 일상을 크게 해치지는 않지만 학습이나 업무에 임할 때 잘하는 듯 아닌 듯 애매한 인상을 줍니다. 이것이 반복될수록 자신감이 떨어집니다. '인싸' 기질이던 A가 점차 '아싸'가 되어 가는 것처럼요. 결국 A는 자신의 '미묘한 뇌 상태'를 감안해 새로운 일에 도전하기로 합니다. 지금은 호주에서 열심히 서핑과 요리 공부를 하고 있지요.

60대 여성 B는 저와 만나기 1년 전쯤 경미한 뇌졸중을 겪었습니다. 증상이 비교적 빨리 호전되어 일상으로 돌아왔지만 한 가지 불편함이 남았지요. 전에 비해 말이 느려졌다는 점입니다.

처음엔 아직 회복이 덜 되어 말이 느린 거라고 생각했어요. 그런데 몇 개월이 지나도 예전으로 돌아가지 않더라고요. 상대방 말에 대꾸하려고 할 때 잠깐씩 공백이 느껴져요. 가족이나 주변 사람들은 별로 달라진 게 없다고 해요. 그래도 저만큼은 분명히 알 수 있어요. 이건 제 원래 말투가 아니란 걸요.

상대방의 질문에 곧바로 대답하지 못하고 말 속도가 전에 비해 느려진 듯한 느낌. B가 호소하는 증상 역시 뇌 효율과 연관됩니다. 말의 내용을 이해한 다음 적절히 대꾸한다는 것은 우리 뇌가 상상 이상으로 민첩하게 움직인 결과니까요. 이 과정에서 일말의 삐걱거림이 있다면 언어 표현에 그대로 드러나기 마련입니다. 뇌에서 언어 정보를 처리하는 시간이 오래 걸릴수록 반응 속도도 느려지지요. 이 때문에 상대방 말에 재빨리 대꾸하기가 어려워집니다. 단어와 단어, 문장과 문장이 물 흐르듯 나아가지 못하는 탓입니다.

이쯤에서 후회가 밀려듭니다. 엄마는 왜 내가 한 말을 자꾸 되물을까? 할아버지랑 대화하면 왜 번번이 삼천포로 빠질까? 앞집 어르신은 왜 우리 아이를 볼 때마다 몇 학년인지 묻고 또 묻는 걸까? 이런 의문을 한번이라도 가져 본 이라면 늙은 뇌의 비밀을 몰랐던 스스로를 책망할 수밖에요.

얼굴 주름이나 흰머리처럼 눈에 보이지 않기에 미처 배려하지 못했던 뇌와 언어의 노화! 늙은 뇌의 무거운 비밀 앞에 이제는 좀 더 겸허해질 수 있지 않을까요.

노화는 언어에 어떤 영향을 줄까

생의 막바지에 이른 신경학자 올리버 색스는 자신만의 삶과 죽음을 맞는 것이 모든 인간의 유전적, 신경학적 운명이라고 했지요.[*] 그는 애서 두렵지 않은 척하지 말고 운명을 겸허히 받아들이라며 다음과 같은 해법을 제안합니다. 지구라는 행성에서 지각 있는 존재이자 생각하는 동물로 산다는 것 자체에 감사하라! 신경학적 운명을 안은 채 우연히 던져진 우리는 감사까지는 아니어도 나름의 의미를 일궈 가며 삽니다. 생각하고 말하고 느끼는 특권을 누리면서 말입니다. 하지만 나이가 들수록 이러한 특권은 더 이상 특권이 되어 주지 않습니다. 신경학적 노화를 겪는 뇌가 이러한 특권을 방해하기 때문이지요.

노화는 구체적으로 언어에 어떤 영향을 줄까요? '노화는 눈에 해롭다' 같은 막연한 사실 대신 '나이가 들면서 수정체가 딱딱해지고 탄력이 떨어지면 조절하기 어려워져 가까운 사물이 잘 안 보인다'는 식의 구체적인 설명이 필요합니다. 막연한 두려움을 걷어 내고 변화를 직시한다면 무엇을 어떻게 대비할지 알 수 있기 때문이지요. 아니나 다를까 노화와 언어에 관한 궁금증을 속시원히 풀어 보려는 시도도 그동안 적지 않게 이루어졌습니다.

* 〈고맙습니다〉, 올리버 색스, 김명남 역, 알마(2016).

전두엽 가설

노화와 언어의 상관성을 뒷받침해 주는 이론으로 먼저 '전두엽' 가설을 소개합니다. 말 그대로 뇌의 전두엽을 중심에 두고 노화의 영향을 설명한 이론이지요. 전두엽은 최근 대중 매체에 자주 등장한 덕에 부쩍 친근하게 느껴지는 뇌 영역인데요. 그 기능과 영향력은 실로 어마어마합니다. 영화 〈추격자〉에는 전두엽장애에 해당하는 사이코패스 캐릭터가 등장합니다. 이들은 자기 조절과 공감 능력이 떨어지기 때문에 잔혹한 범죄도 서슴지 않습니다. 드라마 〈비밀의 숲〉의 황시목 검사는 뇌섬엽(insula)을 절제하고 난 후 극도로 냉랭하고 무감해진 인물입니다. 전두엽과 측두엽, 두정엽에 덮인 뇌섬엽은 외부 세계와 자신을 인식하고 감각하며 타인과 소통하도록 돕는 영역인데, 이는 기억력과 관찰력이 남다른 황시목 검사에게선 좀처럼 찾기 힘든 능력이지요.

전두엽의 기능이 이러한 정신 작용에만 국한되는 것은 아닙니다. 앞서 언급한 대로 나이가 들면서 크기와 기능이 축소되는 것은 전두엽도 예외가 아니지요. 특히 전두엽 앞쪽을 덮고 있는 전전두피질(prefrontal cortex)이 비대칭적으로 줄어들면서 원활한 언어 처리를 방해합니다. 그 때문에 대화 도중 "아까 뭐랬더라?", "응? 그게 뭐?", "그 사람이 어쨌다고?" 식의 반문을 자주 하게 됩니다. 상대방의 말을 좀 더 명료하게 알아듣고 처리하기 위해 되묻는 행위로 일명 명료화 요구라 불리지요.

대화 중이던 상대방이 연거푸 명료화 요구를 할 때 여러분은 어떻게 반응하나요? 대화에 집중하지 않는다고 핀잔을 주지는 않았나요? 기억력이 떨어진 건 아닌지 걱정이 앞섰을 수 있습니다. 답답하다며 짜증 내거나 아예 무시해 버린 적도 있을 겁니다. 전두엽의 기능을 간과한 이런 태도는 특히 노인에게는 억울하기 짝이 없는 일이지요. 전두엽이 노화되면서 주의력, 작업기억, 집행기능처럼 언어 처리에 핵심적인 인지 능력까지 훼방 놓은 결과니까요. 이러한 훼방 꾼들은 원만한 의사소통을 그냥 두고 보지 못합니다. 주의를 흩뜨려 대화의 흐름을 놓치게 하고, 정보를 누락시켜 말귀를 못 알아듣게 만들지요. 기억해 둔 정보를 활용해 대꾸하려 해도 표현이 뜻대로 나오지 않습니다.

처리 속도 가설

전두엽의 노화보다 '처리 속도'에 주목한 가설도 있습니다. 뇌가 늙어 가면서 정보를 처리할 시간이 점점 부족해지고 동시다발적인 수행이 어렵다는 주장이지요. 뇌 신경세포 간에 연결되어 있던 촘촘한 회로가 느슨해지면서 하나의 신경에서 다른 신경으로 정보를 전달하기가 수월치 않은 탓입니다.

추억의 예능 프로그램 〈가족오락관〉에 '이구동성'이란 게임이 있었습니다. 게임 방법은 꽤 단순합니다. 일렬로 늘어선 팀원들이 각자 헤드폰을 쓰고 외부 소리를 완전히 차단합니다. 연이어 '왁자

당신의 언어 나이는 몇 살입니까?

지껄’ 같은 4음절 단어가 주어지면 순전히 입 모양으로만 옆 사람에게 전달하지요. 마지막 팀원의 입을 통해 나오는 단어, 그리고 이 과정에 소요된 시간이 팀의 승패를 좌우합니다. 시간은 자꾸 흐르는데 입 모양을 이해하지 못한 팀원은 멀뚱한 표정을 짓곤 합니다. 이 게임의 웃음 포인트는 마지막 팀원이 말하는 단어의 ‘망가짐’에 있습니다. 학사 경고, 각자도생, 탁상시계, 강아지 털 등 ‘와자지껄’을 대체하는 각양각색의 오답이 보는 이들의 웃음을 자아내지요. 정답과 동떨어지면 동떨어질수록 창의적이고 기발하다는 생각까지 듭니다.

하지만 우리의 실제 언어생활은 게임과 정반대입니다. 입을 통해 나오는 말이 정확할수록, 표현하는 데 걸린 시간이 적을수록 소통이 원활해집니다. ‘이구동성’ 게임에서 승리하는 팀을 유심히 관찰해 보면 다음과 같은 특징을 발견할 수 있습니다. 첫째, 팀원 간에 전달되는 입 모양이 매우 정확하고 일관적입니다. 둘째, ‘입 모양 전달받기-그대로 따라 하기-옆 사람에게 보여 주기’ 동작이 거의 동시에 일어납니다. 셋째, 마지막 팀원까지 전달되는 속도가 매우 빠릅니다. 이러한 특징은 늙은 뇌와 정반대입니다. 느슨해진 신경 회로가 ‘정보 전달’이란 임무를 빠릿빠릿하게 수행하지 못하니까요. 즉 언어를 정확하게, 동시다발적으로, 재빨리 해석해 내지 못하면서 ‘느린’ 소통이 불가피해집니다.

감각 가설

저널리스트 로르 아들레르는 노년을 '아직 마르지 않은 저수지'라 찬미했습니다.* 삶의 거룩한 확장으로서 노년의 시간을 인정하지 않는 이라면 누구라도 비난받아 마땅하다며 호통치기까지 합니다. 그가 아니더라도 노년에 관한 사회의 편견을 지적하고 안타까워하는 이들은 적지 않습니다. '20대가 인생의 황금기'란 말은 상황에 따라 얼마든지 60대나 70대, 혹은 80대로 치환할 수 있는 시대니까요. 전 세계에서 고령화 속도가 가장 빠른 우리나라도 차분히 곱씹어 볼 문제입니다.

그러나 노화와 언어의 상관성을 언급할 때 '감각'에 초점을 둔다면 '20대가 황금기'란 주장에 힘이 실릴 수 있습니다. 나이가 들수록 대체로 감각이 둔해지는 탓이지요. 청각, 시각과 같은 감각 기능이 민감하지 않으면 정보를 온전히 수용할 수 없습니다. 정보가 제한적으로 입력된다는 것은 놓치는 정보, 왜곡되는 정보, 잘못 해석된 정보가 늘어난다는 의미지요. 한마디로 정보의 질이 떨어집니다. 그래서일까요? 청력이나 시력이 떨어진 노인이 예전 같지 않은 언어 양상을 보일 때가 종종 있습니다. 최근 들어 난청과 치매의 상관성이 부각되는 것도 이러한 감각 가설과 맞닿아 있지요.

* 〈노년 끌어안기〉, 로르 아들레르, 백선희 역,
마음산책(2022).

전두엽, 처리 속도, 감각 가설 외에도 노화와 언어의 관계를 파헤치려는 시도는 꽤 다양합니다. 인간의 지적 구조가 평생 동안 어떠한 여정을 거치는지, 인지 자원이 효율적으로 배분되는지, 뇌의 억제 기능이 어떻게 달라지는지 등등. 가설이 다양하다는 건 여러 맥락과 닿아 있거나, 통일된 하나의 근거로 설명되기 어렵다는 의미겠지요. 자명한 사실은 가설이 무엇이든 간에 노화가 언어에 지대한 영향을 미친다는 점입니다. 노화의 영향을 피할 수 없다면 다음 질문은 아주 명확해집니다. 어떻게 해결할 것인가?

누군가 말해 달라, 늙은 뇌의 비밀

늙은 뇌를 위한 현명한 보험,
인지보존 능력

노화와 언어의 신경학적 운명을 곱씹을수록 암담하고 서글퍼집니다. 하지만 다행히 우리 뇌에는 노화로 인한 신경학적 손실을 보상해 주는 손해보험 같은 기능이 존재합니다. 보험의 이름은 바로 인지보존 능력(cognitive reserve)입니다. 인지 예비력, 인지적 비축분 등으로도 불리는 이 능력은 변화나 손상에 대비해 인지 능력을 보존하거나 비축해 둔다는 의미지요. 앞서 이야기한 가설들에 대입해 본다면, 늙은 뇌의 느슨해진 연결망을 보완해 언어와 인지 기능을 최대치로 끌어올리는 능력입니다. 노화라는 변화에 효율적으로 대처하는 신통방통한 뇌 기능 중 하나지요.

이쯤에서 한 가지 궁금증이 생깁니다. 인지보존 능력은 나이의 영향을 받지 않는 만병통치약일까요? 70대 근육질 할아버지의 신체 나이가 40대나 50대로 밝혀지면 많은 이들이 탄복합니다. 반대로 동안 미모를 자랑하는 중년 여성의 신체 노화 정도는 오히려 80대 수준일 수도 있지요. 이러한 반전의 비밀이 무엇인지 따라가 보면 대개 일상 속에 답이 있습니다. 운동을 꾸준히 하는지, 삼시 세끼 식단이 건강한지, 하루하루를 즐겁게 보내는지 등등. 뇌나 언어 나이도 마찬가지입니다. 50대의 뇌와 언어가 70대보다 반드시 젊다는 보장은 없습니다. 신체만큼 뇌나 언어 나이에도 갖가지 요인이 영향을 미치기 때문이지요.

인지보존 능력도 같은 이치로 작용합니다. 저축 통장이나 비상식량처럼 사람마다 '비축'해 두는 정도가 다릅니다. 인지보존 능력의 비축량은 ① 교육과 훈련을 얼마나 받았는가, ② 어떤 직업에 종사하는가, ③ 사회 활동은 얼마나 하는가, ④ 뇌를 자극하는 일상 활동을 많이 하는가 등에 좌우됩니다. 이들은 공통적으로 과거뿐 아니라 현재에 진행 중인 상태도 중요합니다. 예를 들어 30년 전 고등학교를 졸업했지만 자격증 취득, 평생교육원, 독서 모임, 복지관 프로그램 등을 통해 쉼 없이 학습을 해 왔다면, 졸업과 동시에 공부와 담을 쌓은 사람과는 비축량이 다를 수 있지요.

타인과 얼마나 자주 소통하고 교감하는지, 뇌를 자극하는 활동을 다양하게 하는지, 사회·문화적 환경이 어떤지도 중요한 요인입니다. 요즘은 '이불 밖은 위험하다'는 기치 아래 장기간 방구석 생활을 하는 것이 가능하기 때문에 사회적 교류에 극도로 취약해지기 쉽습니다. 감염병 시기에 화상 수업만 받던 초등학생, 소셜 네트워크 서비스(SNS)가 유일한 소통 창구인 취준생, TV 시청으로 하루를 보내는 70대 노인은 뇌를 활발하게 자극하는 소통의 경험이 적을 수밖에 없지요. 이 같은 추세는 인지보존 능력을 비축하는 데 적신호가 됩니다.

몇 년 전 연구차 방문한 전라도 농촌의 한 경로당에서 녹음한 두 발화를 소개해 보겠습니다.

A) 81세 할머니(교육 수준 9년)

: 숟가락을 들어 밥을 먹다가 숟가락을 놓는 순간 이거는 충치 때문 아니야. 그 충치를 치약으로 칫솔질… 치약에는 산이 들어 있어. 그래서 칫솔질을 잘해야 되고 그런데… 충치를 해결을 하려면은 칫솔질을 잘해야 된다. 치약에는 뭐가 들어 있다 했는데.

B) 79세 할아버지(교육 수준 13년)

: 단것을 먹으면은 충치균이 생기기 쉽다. 칫솔질을 잘해 가지고. 충치균을 잘해 가지고.

두 발화는 '충치'에 관한 똑같은 이야기를 듣고 나서 곧바로 '다시 말하기'를 시도한 결과입니다. '칫솔질을 잘해야 한다'를 제외하면 같은 이야기를 들었다고 믿기 어려울 만큼 길이와 내용이 확연히 다릅니다. 같은 드라마를 보고 줄거리나 대사를 전달할 때, 혹은 상사의 업무 지시를 동료에게 설명할 때를 떠올리면 '다시 말하기'에 드러나는 개인차를 어느 정도 짐작할 수 있습니다. 들은 대로 다시 말하기 위해서는 먼저 최대한 주의를 집중하고 경청해야 합니다. 그런 다음 정확한 내용을 순서에 맞게 표현해야겠지요. 이 과정에는 생각보다 많은 능력을 동원해야 합니다. 주의력과 작업기억, 고

당신의 언어 나이는 몇 살입니까?

차원적 인지 능력을 토대로 언어 정보를 이해하고 맥락에 맞게 표현할 줄 알아야 하지요.

두 노인의 발화를 비교해 보면 몇 가지 재미있는 사실을 발견할 수 있습니다. 문장이 미처 완성되지 못하거나(그 충치를 치약으로 칫솔질/칫솔질을 잘해 가지고), 비슷한 어구가 반복된다는(A, B의 밑줄 부분) 공통점이 있습니다. 하지만 A가 좀 더 세련된 느낌을 줍니다. B에 비해 문장이 길고 정보량이 많을 뿐 아니라 보다 복잡한 문법(예: 겹문장, 접속사)을 사용했기 때문이지요. 이 같은 분석을 토대로 두 노인에 대한 몇 가지 유추가 가능합니다.

① 두 노인의 환경(전라도 농촌)과 직업(농업)은 유사하다.
② 할머니는 나이(2세 많음)와 교육 수준(4년 적음)에서 할아버지에 비해 다소 불리하다.
③ 그럼에도 할머니의 '다시 말하기' 능력은 더 양호하다.
④ 따라서 할머니의 인지보존 능력이 할아버지에 비해 더 높다.

할머니의 발화를 통해 ④까지 유추했다면 호기심이 더 커집니다. 중학교를 졸업한 후 어떤 교육을 받으셨을까? 주변 사람들과 무슨 모임을 하실까? 매일 아침 신문을 읽으실까? 손주들에게 메시지나 이메일을 자주 보내실까? 방법이 무엇이든 간에 할머니는 인지

보존 능력을 비축하는 데 좀 더 유리한 일상을 보내고 있으리라 짐작됩니다.

소설 〈그레구아르와 책방 할아버지〉는 프랑스의 작은 요양원에서 벌어지는 독서 모임 이야기를 그립니다.* 평생 책방지기로 살아온 피키에 할아버지는 더 이상 책을 읽을 수 없는 한계에 부닥치지요. 하지만 환경(요양원)과 신체(녹내장과 파킨슨병)의 제약에도 아랑곳없이 '읽기'를 계속하려 애씁니다. 이 소설이 그저 훈훈한 감동에만 머물지 않는 이유가 바로 여기 있습니다. 읽기라는 '뇌 자극' 활동을 쉼 없이 지속하는 모습에 절로 박수가 나오니까요. 이 사실만으로도 할아버지의 인지보존 능력이 꽤 풍부하리란 걸 추측할 수 있습니다.

열정적으로 배우고 소통하던 지난날들이 한낱 과거에만 머물지 않으려면 어떻게 해야 할까요? 아무리 성능 좋은 기계라도 제대로 활용하지 않으면 무용지물인 것처럼, 뇌의 인지보존 능력 역시 어떻게 활용하고 확장하느냐가 관건입니다. 인지보존 능력이라는 뇌의 잠재력이 누구에게나 열려 있다 해도 결정타는 오직 스스로만 날릴 수 있습니다.

마지막으로 과학자 이근후의 인터뷰 이야기를 해 드리고 싶습니다. 그는 노년의 삶에 드리운 버거움을 부끄러워하지 않고 오히려

* 〈그레구아르와 책방 할아버지〉, 마르크 로제,
윤미연 역, 문학동네(2020).

당신의 언어 나이는 몇 살입니까?

당당히 고백합니다.˙ 산다는 것 자체가 근원적으로 불안한데 죽음이라는 두려움까지 껴안을 순 없다는 거지요. 스스로의 늙음을 차분히 들여다본 다음 있는 그대로 인정하고 난 뒤라야 비로소 '어떻게'가 보이지 않을까요. 한 인간으로서, 과학자로서 맞을 앞으로의 시간 속에서 공부와 도전을 멈추지 않겠노라는 이근후의 다짐처럼 말입니다.

˙ '이근후 인터뷰: 내 나이 87세에 들어앉은 청춘도 한창때랍니다', 이한결, ⟨Season⟩ 창간호, 갈다(2022).

2.

노화가 언어를
갉아먹지 않도록:
검사에 대한
두려움 없애기

+

언어의 슬기로움을 갉아먹는 징후는 무엇일까요? '갉아먹다'의 사전적 의미는 '소중한 사물, 시간, 의식 따위를 좀스럽고 비열한 방법으로 빼앗거나 조금씩 잠식해 들어가다'입니다.

노화가 오랫동안, 그러니까 우리가 젊음의 정점이라고 생각하는 20대 중반부터 인간으로서의 존엄을 지키는 데 필요한 능력(언어와 인지)을 서서히 잠식해 왔다면 어떤 기분이 들까요? 어느 날 문득 나이 든 뇌와 언어 때문에 먹먹해지거나 놀라지 않으려면 어떻게 해야 할까요? 정신의학자 엘리자베스 퀴블러 로스는 죽음을 앞둔 이들의 마음을 '부정과 고립 → 분노 → 협상 → 우울 → 수용' 단계로 나누었습니다.* 맨 처음 단계인 '부정'은 분석심리학자 카를 융이 강조한 인간의 '회피' 성향과도 유사하지요. 부탁을 거절당했을 때, 연인과 이별했을 때, 상사에게 지적받을 때, 휴가를 망쳤을 때 등 일상의 갖가지 상황에서 우리는 일단 "이건 아니야!"를 외치고 봅니다.

* 〈죽음과 죽어감〉, 엘리자베스 퀴블러 로스, 이진 역, 청미(2018).

노화에 대해서도 별반 다르지 않습니다. 거울 속 '늙어 버린 나'에 소스라치게 놀라고 급기야 거울을 피해 다니기까지 하지요. 저건 내 얼굴이 절대 아니야!

생물학적으로 얼마나 늙었는지, 그리고 변화를 어떻게 받아들이는지에 따라서도 각자의 대응이 다를 수 있습니다. '노화와 의사소통장애'라는 제 강의에는 다양한 연령대의 대학원생이 참여합니다. 강의 첫날이면 어김없이 학생들에게 던지는 질문이 있습니다.

"여러분이 생각하는 노화란 무엇인가요?"

이에 대한 학생들의 답변을 살펴보면 연령대나 성향별로 노화를 어떻게 체감하고 있는지 어느 정도 짐작할 수 있지요.

① **24세 여학생**: 너무 막막해요. 남들이 가장 좋은 시기라고 말하는 지금도 이렇게 막막하기만 한데 노인이 되면 얼마나 더 막막할까요?

② **29세 남학생**: 솔직히 잘 모르겠습니다. 진지하게 고민해 본 적도 없는 것 같아요. 준비가 필요하지 않을까 하는 막연한 생각이 들지만 어떻게 해야 할지도 모르겠고요. 저 자신보다는 부모님의 노화가 조금씩 걱정되긴 합니다.

③ **35세 남학생**: 30대가 되면서 문득문득 노년에 대해 생각하게 됐습니다. 그럴 때마다 동시다발적으로 통장 잔고, 집, 결혼, 직장 따위가 떠오릅니다. 그동안 뭘 하고 살았나, 저 자신이 한심하다는 생각도 들고 괜히 화도 납니다. 제가 너무 세속적인가요?

④ **42세 여학생**: 흰머리가 눈에 띄거나 체력이 예전 같지 않다고 느낄 때 좀 울적해져요. 할 일을 깜빡하고 나면 더 그런 것 같아요. 다시는 똑똑하던 때로 돌아갈 수 없겠다는 마음 때문에요. 그렇지만 남들도 다 그렇겠지 싶기도 합니다.

⑤ **46세 남학생**: 노년은 오히려 힘든 짐을 내려놓는 시점인 것 같습니다. 기대까지는 아니더라도 딱히 불안하지도 않아요. 하루하루 잘 지내면 편하게 쉴 수 있는 때가 오지 않을까요?

⑥ **54세 여학생**: 이 수업이 너무 기대됩니다. 노화에 대한 모든 내용이 온몸으로 와닿을 것 같고 실전에서 꼭 활용해 보고 싶어요.

같은 수업을 듣는 학생들이라는 사실이 믿기지 않을 만큼 감정의 폭이 무척이나 넓습니다. 부정과 고립(진지하게 고민하지 않음, 막막함), 분노(한심함, 화남), 협상(남들도 그렇겠지), 우울(울적함), 수용(불안하지 않음, 온몸으로 와닿음, 활용하고 싶음) 등 앞서 언급한 5단계가 모두 등장하네요. 나이별로도 조금씩 차이를 보입니다. 20대는 아무래도 노화를 막연하게 바라보거나 깊이 고민하지 않는 성향이 강하지요. 40대가 넘으면 보다 직접적으로 체감하고 받아들이다 서서히 구체적인 대처 방안을 모색합니다. 이 같은 경향은 비단 제 학생들에게만 국한되는 것은 아닙니다. 물론 각자의 상황이나 가치관에 따른 차이도 무시할 수는 없겠지만요.

소설 〈고독사 워크숍〉에는 고독의 코어를 단련하자든지 고독사 크리에이터가 되자든지 하는 기상천외한 제안이 등장합니다.* 고독에 대한 두려움 대신 친밀감을, 막막함 대신 워크숍과 단련을 택하라는 조언은 코믹하면서도 묘한 설득력이 있습니다. 생의 변화에 맞닥뜨렸을 때 이처럼 능동적이고 여유로울 수 있다면 더없이 멋지지 않을까요. 당연히 엘리자베스 퀴블러 로스의 다섯 단계 역시 순조롭게 극복할 수 있을 겁니다. 무엇보다 중요한 것은, 체념하듯 받아들이는 게 아니라 변화를 '있는 그대로' 마주하는 일입니다. 그래야 다음 단계로 한 걸음 내디딜 수 있을 테니까요.

나의 언어가 예전에 비해 달라졌는가? 언어생활에서 불편함을 느끼는 부분이 있는가? 언젠가부터 사람들과 대화하는 것을 주저하게 되었는가? 노화로 변해 가는 언어생활에 대한 궁금증이나 불편을 해소하려면 먼저 과감하게 첫 번째 문을 열어젖혀야 합니다. 즉 달라진 상태를 정확하게 알 필요가 있습니다. 정치학자 김영민은 제대로 사랑하고 제대로 미워하려면 사랑과 미움의 대상을 '정확히' 알고 '정확한' 방향으로 나아가야 한다고 말합니다.[**] 그런데 이 '정확함'의 지혜는 노화를 인식하고 언어생활이 불편해지는 순간에도 절실히 필요합니다. 두려워하거나 뒷짐만 지고 있어서는 안 되겠지요. 현재의 언어 상태를 정확히 파악하고 원인과 증상을 구체화하는 일, 바로 이것부터 시작해야 합니다.

* 〈고독사 워크숍〉, 박지영, 민음사(2022).
** 〈우리가 간신히 희망할 수 있는 것〉, 김영민, 사회평론(2019).

나 홀로 느끼는 불편함:
주관적 호소

〈데미안〉에 등장하는 소년 싱클레어*가 세상과 스스로를 향해 내딛는 한 걸음 한 걸음이 우리 마음을 간지럽히던 때가 있었습니다. 문득 궁금해집니다. 싱클레어는 어떻게 늙어 갔을까요?

　　삶의 아침 같던 시절의
　　기억이 되살아났다가
　　바다 위 은빛 물보라처럼
　　바르르 떨다가 이내 사라져버린다

　　오늘, 어제를 기억하면 아득히 먼 듯한데
　　오랫동안 망각했던 것들은 더욱 생생하다.**

헤르만 헤세는 '엿듣기'란 시를 통해 노년에 관한 소회를 밝힙니다. 아득히 먼 소년 시절의 기억이 물보라처럼 사라졌다 떠오르길

* 〈데미안〉, 헤르만 헤세, 이영임 역, 을유문화사 (2020).
** '엿듣기', 〈어쩌면 괜찮은 나이〉, 헤르만 헤세,
폴커 미헬스 엮음, 유혜자 역, 프시케의숲 (2017).

반복한다고 말이지요. 어쩌면 이것이 소년 싱클레어가 늙어 간 모습이 아니었을까요. 기억이 영영 되살아나지 않거나 심한 망각이 이어졌다면 헤세의 언어를 통해 싱클레어의 노년을 상상해 보지 못했을 겁니다.

한때 소녀였고 소년이었던 자의 언어에 물보라가 이는 것은 자연스러운 일입니다. 미세한 잔물결일 수도, 너울대는 파도일 수도 있습니다. 은빛 잔물결같이 알아채기 힘든 경미한 단계가 주관적 호소(subjective complaints)입니다. 말 그대로 언어나 인지에 대한 불편함을 '주관적'으로 '호소'하는 단계를 뜻하지요. 관련 용어로 주관적 언어 호소, 주관적 인지 호소, 주관적 기억 호소 등이 있습니다. 즉 주관적으로 호소하는 주된 영역이 언어냐 인지냐 기억이냐에 따라 나뉠 수 있습니다.

잔물결 수준의 변화이기 때문에 주관적 호소가 일상에 미치는 영향은 매우 미미합니다. 제가 만난 주관적 호소 노인들이 주로 이야기하는 증상을 살펴보면 다음과 같습니다.

① 물건을 어디에 두었는지 몰라 자주 헤매는 나 자신이 한심하게 느껴진다.
② 단어가 생각나지 않아 답답할 때가 많다.
③ 할 일이나 약속을 깜빡하고 나면 자책감이 든다.

④ 다음에 할 말을 잊어버려 대화가 끊기곤 하는데, 그때마다 상대방
눈치를 살피게 된다.

　주관적 호소는 주변에서 알아차리지 못할 만큼 경미한 수준이
기 때문에 당사자만 불편을 감수하는 경우가 많습니다. 정확히 추
정하기는 어려우나, 전 세계 노인 인구의 절반 이상이 주관적 호소
를 겪으며, 70세 이상 고령층은 최대 80%까지 보고되기도 합니다.
국내의 경우는 어떨까요? 55세에서 94세까지의 노인 376명을 대상
으로 주관적 언어 호소 증상이 있는지 알아보았습니다.* 첫 번째
질문인 '당신의 말하기·듣기·읽기·쓰기 능력에 얼마나 만족하는가?'
에는 '매우 불만족', '불만족', '보통'이란 응답이 53%였습니다. 또 '1년
전과 비교해 당신의 말하기·듣기·읽기·쓰기 능력이 어떻다고 생각하
는가?'에는 95%가 '만족'과 '매우 만족'이 아닌 '보통' 이하의 부정적
응답을 택했지요. 우리나라 역시 전 세계 추세와 별반 다르지 않음
을 알 수 있습니다.
　청장년기에 주관적 호소를 겪는다면 흔히 '스트레스가 심해서'
혹은 '일이 너무 많아서' 따위를 이유로 삼습니다. 스트레스와 일을

* '노년층의 주관적 언어 호소: 객관적 언어
　수행을 반영하는가?', 김보선·이미숙·김향희,
　〈Communication Sciences and Disorders〉, 20(2),
　214~221(2015).

줄이면 언제든 예전으로 되돌릴 수 있다는 전제가 깔려 있지요. 같은 상황을 노년기에 경험한다면? '나도 이제 늙나 보네', '남들도 다 그러겠지', '별일 아니겠지' 식으로 가볍게 넘길 수만은 없습니다. 노년에 찾아든 주관적 호소를 간과해서는 안 되는 이유가 뭘까요? 주관적 호소가 알츠하이머병(Alzheimer's disease: AD)의 초기 징후일 수 있다는 보고가 늘고 있는 탓입니다. 알츠하이머병을 유발하는 여러 요인 중 뇌에 축적되는 아밀로이드(amyloid)가 주관적 호소 단계에도 나타난다는 연구 결과가 이를 뒷받침하지요. 실제로도 주관적 호소가 경도인지장애(mild cognitive impairment: MCI)나 알츠하이머병으로 진행되는 사례가 많다고 합니다. 나이가 들면서 혼자만 느끼는 주관적 호소, 그냥 지나쳐서는 안 될 이유가 충분하지요?

주관적 호소 증상 파악하기

해결 방안을 찾으려면 먼저 주관적 호소의 증상이 무엇인지 구체적으로 알아야 합니다. 제가 만난 노인들처럼 일상에서 한심함, 답답함, 자책감, 눈치 살핌 등의 감정을 겪는 사례는 매우 흔합니다. 이러한 감정이 주로 기억(물건 위치, 할 일, 약속을 잊음)과 언어(단어나 문장이 생각 안 남) 문제에서 비롯된다는 것도 공통점입니다. 실제로 '기억력'과 '이름대기'의 어려움은 주관적 호소의 주된 증상으로 꼽히지요.

　짐작할 수 있듯, 답답한 기분이 들고 특정 상황에서 단어가 떠오르지 않는 등의 증상은 지극히 '주관적'입니다. 이러한 주관적 불편함을 '객관적'으로 진단하는 일은 생각처럼 쉽지 않습니다. 그렇기에 주관적 호소의 진단 기준은 아직까지 명확하지 않습니다. 진단명에 붙는 용어도 '호소' 외에 '저하', '손상' 등을 혼용하지요. 특별한 신경 질환이 없는데도 이전에 비해 언어 능력이 떨어진 것 같다고 느끼면 '주관적 언어 호소'라 부르기도 합니다. 그러나 언어에만 초점을 두기보다 '주관적 인지 저하'처럼 포괄적으로 칭하는 경우가 많지요. 주관적 인지 저하를 진단하는 기준은 대략 세 가지입니다.

① 이전에 비해 주관적 인지 기능 저하를 지속적으로 느낀다.
② 표준화된(객관적인) 인지 검사 결과가 정상이다.
③ 경도인지장애, 치매, 정신과적 또는 신경과적 질환, 의학적 상태, 약물 사용으로 인한 인지 변화는 제외한다.

진단 기준 중 ②의 '표준화된' 인지 검사란 보건소, 병원, 연구 현장에서 인지 능력의 정상 여부를 확인하기 위해 실시하는 공인된 검사를 의미합니다. 예를 들어 전 세계적으로 활용되는 간이정신상태검사(Mini-Mental State Examination: MMSE), 몬트리올인지평가(Montreal Cognitive Assessment: MoCA) 등이 표준화된 검사에 해당됩니다. 인지 기능이 정상인지 아닌지 간단하고 빠르게 선별하기 때문에 우리나라에서도 자주 활용됩니다. 정밀한 치매 검사를 받기에 앞서 보건소에서 한국판 간이정신상태검사(K-MMSE) 같은 선별 단계를 거치는 것이 그 예지요.

주관성에 기반하다 보니 아무래도 증상을 가늠하려면 ①의 기준이 관건입니다. 이를 충족시키기 위해 다양한 방법을 동원할 수 있지요. 기본적으로는 '면담'을 통해 불편한 정도를 짐작합니다. 하지만 '내가 알고 있는 나는 누구인가'란 의문처럼 자신의 상태를 정확히 아는 것은 쉽지 않지요. 불편을 느끼는 언어나 인지의 어려움을 좀 더 구체적으로 파악하기 위해 몇 가지 척도를 활용하기도 합니다.

먼저 '주관적 인지 저하 설문'(《표1》)이 있습니다. 이 설문은 2년 전과 비교한 현재의 상태를 '네', '아니요', '해당 없음'의 세 가지로 응답하는 방식입니다. '네'가 7개 이상일 때 '주관적 인지 저하'로 판정합니다.

주관적 호소를 가늠하는 또 다른 척도로 '노년기 인지-언어 능력에 대한 정보제공자 보고형 평가척도'(《표2》)가 있습니다. 55세 이상 노인이 1년 전의 인지-언어 능력과 비교해 현재의 상태를 '아니다'(0)부터 '항상 그렇다'(4)까지 평가합니다. 총점이 높을수록 인지-언어 능력이 낮음을 의미하며, 나이와 교육 수준에 따라 주관적 호소 여부를 판정하는 기준이 다릅니다.

당신의 언어 나이는 몇 살입니까?

⟨표 1⟩ 주관적 인지 저하 설문*

(Subjective Cognitive Decline Questionnaire: SCD-Q)

평가 항목	응답(2년 전과 비교)		
새로운 전화번호를 외우기가 어렵다.	네	아니요	해당 없음
소지품(열쇠, 휴대폰 등)이 어디 있는지 찾기 어렵다.	네	아니요	해당 없음
영화의 줄거리를 설명하기 어렵다.	네	아니요	해당 없음
병원 예약 날짜를 기억하기 어렵다.	네	아니요	해당 없음
책의 줄거리를 따라가기 어렵다.	네	아니요	해당 없음
최근에 있었던 가족 행사의 자세한 내용을 기억하기 어렵다.	네	아니요	해당 없음
최근에 있었던 스포츠 경기의 결과를 기억하기 어렵다.	네	아니요	해당 없음
돈(지불한 돈이나 빚)의 액수를 기억하기 어렵다.	네	아니요	해당 없음
대화의 자세한 내용을 기억하기 어렵다.	네	아니요	해당 없음
메모나 일기 등의 방법을 사용하지 않고는 할(한) 일들을 기억하기 어렵다.	네	아니요	해당 없음
최근 뉴스의 자세한 내용을 기억하기 어렵다.	네	아니요	해당 없음
유명인사의 이름을 기억하기 어렵다.	네	아니요	해당 없음
최근에 만났던 사람의 이름을 기억하기 어렵다.	네	아니요	해당 없음

노화가 언어를 갉아먹지 않도록: 검사에 대한 두려움 없애기

거리나 도시 이름을 기억하기 어렵다.	네 아니요 해당 없음
대화 중에 말하고 싶은 단어가 생각나지 않는다.	네 아니요 해당 없음
다른 사람이 하는 말을 한번에 알아듣지 못한다.	네 아니요 해당 없음
최근에 방문했던 장소의 이름을 기억하기 어렵다.	네 아니요 해당 없음
하고 있는 일에 집중하기 어렵다.	네 아니요 해당 없음
매일 하는 일상적인 일이 아닌 일(여행 등)을 계획하는 것을 잘 못한다.	네 아니요 해당 없음
전자제품(TV 리모컨이나 세탁기 등)을 사용하는 것이 어렵다.	네 아니요 해당 없음
새로운 일이나 다른 일을 시작하기가 어렵다.	네 아니요 해당 없음
대화를 시작하기가 어렵다.	네 아니요 해당 없음
암산을 하기가 어렵다.	네 아니요 해당 없음
당황하지 않고 동시에 여러 가지 일을 하기가 어렵다.	네 아니요 해당 없음

※ '주관적 인지 저하' 판정: '네'가 7개 이상일 때

- 〈"주관적 인지저하"의 인지특성과 기억책략 유형으로 분류한 하위유형 구분의 임상적 함의〉, 김보혜, 한림대학교 대학원 석사 학위 논문(2015). 'The Subjective Cognitive Decline Questionnaire (SCD-Q): a validation study', Lorena Rami et al., 〈Journal of Alzheimer's Disease〉, 41(2), 453~466(2014).

〈표 2〉 노년기 인지-언어 능력에 대한 정보제공자 보고형 평가척도[*]
(Informant-Report Scale on Cognitive-Linguistic Abilities of the Elderly: ISCOLE)

평가 항목	응답(1년 전과 비교)				
대화나 일에 잘 집중하지 못합니까?	0	1	2	3	4
두 가지 이상의 일을 동시에 하지 못합니까?	0	1	2	3	4
가족, 친구 등 친숙한 사람의 얼굴을 잘 알아보지 못합니까?	0	1	2	3	4
오늘 날짜(월, 일, 요일)를 정확히 알지 못합니까?	0	1	2	3	4
자신과 가족, 친구가 사는 동네를 정확히 알지 못합니까?	0	1	2	3	4
익숙한 장소를 잘 찾아가지 못합니까?	0	1	2	3	4
글자 쓰기나 그림 그리기가 정확하지 않습니까?	0	1	2	3	4
젊었을 때 일어났던 일이나 배웠던 것을 잘 기억하지 못합니까?	0	1	2	3	4
최근에 일어났던 일이나 약속을 잘 기억하지 못합니까?	0	1	2	3	4
물건을 가지러 갔다가 잊어버리고 그냥 옵니까?	0	1	2	3	4
새로운 것을 배우는 것이 어렵습니까?	0	1	2	3	4
집안의 물건을 제자리에 잘 정리하지 못합니까?	0	1	2	3	4

노화가 언어를 갉아먹지 않도록: 검사에 대한 두려움 없애기

일상적인 일의 순서를 잘 지키지 못합니까?	0	1	2	3	4
특정 상황의 원인을 잘 파악하지 못합니까?	0	1	2	3	4
비슷하거나 반대되는 말을 잘 알아듣지 못합니까?	0	1	2	3	4
일상적인 문제에 대해 잘 판단하지 못합니까?	0	1	2	3	4
특정 상황에 대해 두 가지 이상의 방안을 제시하지 못합니까?	0	1	2	3	4
익숙한 도구나 기계를 다루는 것이 어렵습니까?	0	1	2	3	4
상점에서 필요한 물건을 구입하는 것이 어렵습니까?	0	1	2	3	4
대화 도중 같은 질문을 여러 번 반복합니까?	0	1	2	3	4
자신의 의견이나 감정을 잘 표현하지 못합니까?	0	1	2	3	4
가족, 친구, 물건의 이름을 잘 말하지 못합니까?	0	1	2	3	4
책, 신문, 광고 전단 등을 읽고 내용을 잘 이해하지 못합니까?	0	1	2	3	4
가족, 친구 등과 메모나 편지를 주고받는 것이 어렵습니까?	0	1	2	3	4
일상에서 계산하는 능력이 떨어집니까?	0	1	2	3	4

- 〈인지·의사소통장애 간편검사(BCCD)〉,
  이미숙·김보선·임재성, 인싸이트(2021).

당신의 언어 나이는 몇 살입니까?

비유적인 표현이나 유머를 잘 이해하지 못합니까?	0	1	2	3	4
2명 이상의 사람들과 대화하는 것이 어렵습니까?	0	1	2	3	4

※ '주관적 인지-언어 저하' 판정

교육 연수*	55~64세	65~74세	75세 이상
비문해/0년	-	11점 이상	16점 이상
1~6년	7점 이상	9점 이상	8점 이상
7~12년	4점 이상	5점 이상	6점 이상
13년 이상	2점 이상	3점 이상	6점 이상

* '교육 연수: 정규 교육을 받은 햇수, 비문해: 한글 읽기/쓰기가 불가능한 경우

〈표 2〉의 척도와 함께 제시된 점수표를 살펴보면 나이와 교육 연수별로 기준 점수가 제각각임을 확인할 수 있지요. 예컨대 67세 인 두 노인의 교육 연수가 각각 5년(초등학교 중퇴), 9년(중졸)인 경우 '주관적 호소'로 판정되는 점수가 9점과 5점으로 다릅니다.

혼자만 느껴 온 언어생활의 변화와 불편함을 진단함으로써 그 정도를 객관화하면 문제 해결을 향한 큰 걸음을 뗀 셈이지요. 자신

노화가 언어를 갉아먹지 않도록: 검사에 대한 두려움 없애기

의 상태를 자각한다는 것 자체가 곧 적극적인 조치일 수 있으니까요. 하지만 이러한 자각은 사람마다 천차만별입니다. 일례로 귀스타브 플로베르는 36세, 버지니아 울프는 58세에 노화를 느꼈다니 자각의 범위가 꽤 넓음을 알 수 있지요. 중요한 점은 이러한 자각의 근거가 언어나 인지의 문제라면 실체를 명확히 확인하고 진단해야 한다는 사실입니다. 델핀 드 비강의 소설 〈고마운 마음〉 속 화자는 미쉬카 할머니의 변화를 지켜보는 관찰자입니다. 할머니의 변화가 '어느 날 갑자기' 찾아왔다고 느낀 순간, 그제야 전조들이 하나하나 떠오릅니다. 말을 하다 갑자기 멈추고 무언가를 선뜻 시작하지 못하며 자주 하던 습관이 생각나지 않아 당황하던 순간 말입니다. 어느 날 갑자기 엄습할지 모를 변화의 전조, '주관적 호소'란 잔물결을 간과하지 말아야 할 이유입니다.

• 〈고마운 마음〉, 델핀 드 비강, 윤석헌 역, 레모(2022).

당신의 언어 나이는 몇 살입니까?

정상인 듯 정상 아닌 '썸'의 단계:
경도인지장애

영국 작가 조지 기싱은 자전적 에세이 〈헨리 라이크로프트 수상록〉
에서 나이 듦의 한가운데 선 심경을 담담히 토로합니다.

> 나는 죽을 때까지 읽을 것이다. 그리고 잊어버릴 것이다. (…)
> 오래 지속되는 걱정거리나 동요, 두려움만큼 기억력에 매우
> 나쁘게 작용하는 것도 없을 것이다. (…) 잊는다는 것은 더는
> 나를 두렵게 하지 못한다. 나는 지금 이 순간의 행복을 느낄
> 뿐이다. 유한한 인간으로서 뭘 더 바랄 수 있겠는가?

살아 있는 날의 행복을 위해 궂은일은 애써 '기억'하지 않겠다는
기싱의 다짐은 일면 부럽기까지 합니다. 노년의 여유와 평온은 누구
든 누리고 싶은 소망일 테니까요. 잊는 일이 지속된다 해도 두렵지
않으리란 다짐은 노년의 행복을 망치고 싶지 않다는 결연한 의지에
가깝습니다. 하지만 노화의 파고가 이러한 다짐과 의지를 넘어선다
면 어떨까요? 기억하고 싶어도 도저히 기억나지 않는다면? 이야기

* 〈헨리 라이크로프트 수상록〉, 조지 기싱, 박명숙 역,
  은행나무(2016).

노화가 언어를 갉아먹지 않도록: 검사에 대한 두려움 없애기

하려던 단어가 머리와 입속에서만 맴돈다면?

　기억과 언어가 '불편함'을 넘어 일상의 안온함을 '방해'하는 수준에 이르면 두려움이 커질 수밖에 없습니다. 주관적 호소와 달리 객관적으로도 이상 징후가 나타날 수 있기 때문에 곁에 있는 이들도 조금씩 체감하게 됩니다. 이쯤 되면 '경도인지장애'가 아닌지 의심해 봐야 합니다. 인지 손상이 경미해 일상생활을 유지할 수는 있으나 정상 노인과 비교할 때 인지 능력이 떨어지는 상태가 경도인지장애입니다.

　오늘날과 같은 고령화 사회일수록 경도인지장애에 각별히 주목해야 합니다. 여러 연구를 통해 알츠하이머병의 고위험군으로 지목되는 것이 바로 경도인지장애이기 때문이지요. 다시 말해 경도인지장애를 겪는 노인은 알츠하이머형 치매로 이어질 확률이 높다는 뜻입니다. 정상적인 노화에서 치매로 악화되는 비율이 매년 1~2%인 데 반해, 경도인지장애에서 치매로 진전되는 비율은 무려 10~15%에 이릅니다. 경도인지장애 중에서도 이름대기에서 큰 어려움을 겪는 경우, 언어와 인지에서 여러 문제를 보이는 경우는 특히 치매로 진행될 가능성이 더 높다고 합니다. 이 같은 결과만 보더라도 경도인지장애 단계를 예의 주시해야 할 이유가 충분하지요. 달리 생각해 보면 치매의 고위험 단계인 경도인지장애가 예방적 조치를 취할 마지막 기회일 수 있습니다.

경도인지장애 진단하기

천금 같은 '마지막 기회'를 잡으려면 먼저 경도인지장애인지 아닌지 정확히 진단해야겠지요. 주관적 호소와 달리 경도인지장애는 몇 가지 객관적 검사가 필요합니다. 특히 기억력 저하가 두드러지는 기억상실형 경도인지장애의 경우 다음과 같은 진단 기준이 보편적으로 적용됩니다.

① 전반적 인지 능력은 정상이다.
② 일상생활과 사회 활동을 지속할 수 있다.
③ 본인과 보호자가 주관적 기억장애를 호소한다.
④ 동일한 연령 및 교육 수준과 비교할 때 기억력(또는 기억력 포함 2개 이상 인지 기능)의 저하가 비정상적이다.
⑤ 치매에는 해당되지 않는다.

이 중 ①, ④, ⑤의 기준은 반드시 객관적 검사를 통해 진단해야 합니다. 예를 들어 앞서 언급한 간이정신상태검사, 몬트리올인지평가 같은 '표준화' 검사를 받은 다음 정상 범주에 속한다면 ①의 기준을 충족한 것으로 간주합니다. 이때 반드시 고려할 점은 '나이'와 '교육 수준'입니다. 이해를 돕기 위해 한국판 간이정신상태검사 2판(K-MMSE 2)에서 제시하는 표준 점수 중 일부를 살펴보겠습니다(〈표 3〉). 검사 결과가 26점으로 동일해도 교육 연수가 5년인 76세와

84세 노인은 표준 점수가 각각 55점과 58점으로 다릅니다. 마찬가지로 검사 결과가 29점인 81세 노인의 표준 점수는 교육 수준에 따라 59점에서 79점까지 차이가 나지요.

〈표 3〉 한국판 간이정신상태검사 2판(K-MMSE 2)의 나이 및 교육 수준별 표준 점수*

원점수	나이	표준 점수(T 점수)					
		비문해	초졸 미만 (0~5년)	중졸 미만 (6~8년)	고졸 미만 (9~11년)	대졸 미만 (12~15년)	대졸 이상 (16년 이상)
30	75~79	79	69	66	64	63	63
	80~84	>80	72	67	65	65	65
29	75~79	76	66	62	60	58	57
	80~84	79	68	63	61	60	59
28	75~79	73	62	58	56	53	51
	80~84	76	65	60	58	55	54
27	75~79	70	58	55	52	48	45
	80~84	74	61	56	54	50	48
26	75~79	67	55	51	48	43	39
	80~84	71	58	52	50	45	42

*비문해: 한글의 읽기/쓰기가 불가능한 경우

• 〈한국판 간이정신상태검사 2판(K-MMSE 2) 사용자 지침서〉, '표 B-9', '표 B-10'를 재구성함, 강연욱·장승민·김상윤·대한치매학회, 인싸이트(2020)

당신의 언어 나이는 몇 살입니까?

진단 기준 ④도 공식적인 검사가 필요합니다. 종합병원 신경과에 내원해 기억력을 포함한 제반 검사를 받으면 됩니다. 국내에서는 서울신경심리선별검사(Neuropsychological Screening Battery: SNSB) 등을 적용하는데, 기억력 점수가 16퍼센타일(%ile)에 못 미칠 경우 정상 범위를 벗어난 것으로 판정합니다. 혹은 기억력을 포함한 2개 이상의 인지 점수가 16퍼센타일 미만이어도 진단 기준 ④를 충족합니다. 이때도 반드시 나이와 교육 수준을 고려해야겠지요.

경도인지장애의 진단 기준 ⑤ 역시 주관적으로 판단할 수 없습니다. 치매를 판정하는 척도는 다양하지만, 전 세계적으로 임상치매척도(Clinical Dementia Rating: CDR)와 전반적퇴화척도(Global Deterioration Scale: GDS)가 많이 활용됩니다. CDR 검사 결과 0.5 또는 GDS 점수 2나 3일 때 경도인지장애로 간주합니다. CDR 0.5, GDS 3을 넘으면 치매 단계이기 때문에 '치매에 해당되지 않음'이라는 기준을 충족하지 못하는 셈이지요.

경도인지장애의 진단 기준을 보니 어쩐지 아리송한 기분이 듭니다. 정상인 듯 정상 아닌, 마치 치매 직전의 '썸'과도 같은 단계여서일까요. 일상생활을 무리 없이 지속하고 사회생활까지 가능하다는 점에서 다소 애매한 시기일 수 있습니다. 썸의 괴로움 중 하나가 바로 이 '애매함'에 있듯이 말입니다. 아무렇지 않은 듯 손 놓고 있기도, 그렇다고 적극적으로 다가갈 수도 없기에 몸과 마음이 타들어가고 자꾸만 불안해집니다. 하지만 썸의 시기를 어떻게 보내느냐가

향후 연인 관계를 좌우하듯, 주관적 호소와 치매의 경계에 놓인 경도인지장애 단계를 잘 파악하고 극복하는 일이 매우 중요합니다.

경도인지장애 증상 파악하기

'썸'과도 같은 경도인지장애 단계에서는 어떤 증상이 나타날까요? 경도인지장애의 증상과 유형을 가늠하는 데 주요 기준으로 삼는 것은 '기억력'의 손상입니다. 예를 들어 기억력이 손상되었는지에 따라 기억상실형과 비기억상실형 경도인지장애로 나뉩니다. 여기서 좀 더 세분화하려면 손상 영역이 하나인지 여러 개인지 살펴봐야 합니다. 1개 영역이 손상되면 단일영역형, 2개 이상은 다영역형으로 구분합니다. 따라서 동일한 기억상실형 경도인지장애라 해도 단일영역형(기억력 손상)이냐 다영역형(기억력+다른 1개 이상 영역 손상)이냐에 따라 증상이 확연히 다릅니다. 마찬가지로 기억력 외 영역이 하나가 손상되었는지, 아니면 다수가 손상되었는지 여부가 비기억상실형 경도인지장애의 증상을 설명해 줍니다. 집행기능과 언어가 손상된 다영역-비기억상실형 경도인지장애라면 주의력만 저하된 단일영역-비기억상실형과 증상이 다르겠지요.

상대적으로 더 손상된 영역이 무엇인지, 여러 영역이 복합적으로 손상되었는지에 따라서도 다양한 증상이 나타날 수 있습니다. 특히 다영역-기억상실형 경도인지장애는 알츠하이머형 치매로 진행될 가능성이 가장 높다고 보고됩니다. 기억력과 함께 다른 인지

당신의 언어 나이는 몇 살입니까?

나 언어 능력이 복합적으로 손상될수록 치매로 발전할 확률이 높다는 뜻이지요.

그렇다면 경도인지장애로 인해 나타날 수 있는 언어 증상은 무엇일까요? 앞서 살펴본 각 유형에 따라 차이는 있겠지만, 무엇보다 가장 두드러지는 언어 특성은 '이름대기'의 어려움입니다. 주관적 호소 단계에서도 단어나 문장이 바로바로 떠오르지 않는 불편을 겪지만, 경도인지장애에 이르면 이러한 불편의 강도와 빈도가 좀 더 증가합니다. 사물의 이름을 떠올리거나 어떤 상황을 말하고자 할 때 입속에서 맴도는 시간이 더 길어지지요. 목표 단어와 연관된 표현을 이것저것 중얼거리기도 하고, 연속적으로 떠오르는 내용을 에둘러 설명하기도 합니다. 저는 유독 영화 제목이 떠오르지 않아 '에두르기' 전략을 구사할 때가 많습니다. 이를테면 영화 〈탑건-매버릭〉을 떠올리기 위해 '미션 임파서블 → 톰 크루즈 → 전투기 조종 → 옛날 영화 → 2편'같이 돌고 돌아 목표했던 제목에 도달하는 식이지요. 물론 〈미션 임파서블〉에 나온 톰 크루즈가 전투기를 조종하는 옛날 액션 영화의 2편'이라며 에둘러 말해 봐도 '탑건-매버릭'이란 목표에 영영 이르지 못하기도 합니다.

제 초고령층 연구에 참여 중인 92세의 경도인지장애 할머니는 유독 '직업'에 대한 에두르기를 많이 보입니다. 전라도 농촌에서 평생 살아오셨고 성인기 이후 오롯이 농사와 육아에 전념한 분이었지요. 할머니의 에두르기 양상을 살펴보겠습니다.

① 호루라기, 나쁜 놈 잡고. (목표 단어: 경찰)

② 젊은 사람들이 하는 건데. 전쟁, 비행기. 산이랑 도로에 있어.
   (목표 단어: 군인)

③ 부엌에 있지. 맛있는 거 먹는 사람, 먹이는 사람. 요리, 요리산가.
   (목표 단어: 요리사)

④ 공부 많이 한 사람 있잖아. 어려운 시험 보고. (목표 단어: 변호사)

목표에 해당하는 직업의 이름을 말하기까지 할머니가 거쳐 가는 에두르기는 매우 다양합니다. ③의 '요리사'를 제외하고는 에두르기만 하다 끝나 버리지요. 이처럼 에두르기를 포함한 이름대기의 문제를 통칭해 '이름대기장애(anomia)'라고도 합니다. 개인마다 이름대기장애의 양상은 매우 다양하게 나타납니다. 영화나 책 제목이 잘 떠오르지 않는 것은 내용이나 등장인물에 비해 제목을 직접 말해 볼 기회가 적기 때문이기도 합니다. 일반인이 의학 용어를 들어도 익숙해지지 않는 이유가 일상에서 접할 기회가 거의 없기 때문인 것과 마찬가지지요. 이름대기장애는 특정 단어를 자주 접하고 말해 보았는지, 즉 친숙도와 사용 빈도의 영향을 많이 받습니다. 여기저기서 자주 들어 친근하게 느껴지고 여러 번 내뱉은 단어일수록 오류가 적지요. 반면 거의 사용해 보지 않은 낯선 이름은 잘 떠오르지 않습니다. 이러한 차이는 주로 개인적, 사회적, 문화적 경험이 다른 데서 비롯됩니다. 할머니의 에두르기 양상은 전라도에서 평생

당신의 언어 나이는 몇 살입니까?

살아온 개인적 경험, 농사와 육아 중심의 직업적·사회적 경험, 농촌이라는 문화적 환경의 영향이 큽니다. 세부 유형 중에는 기억상실형 또는 다영역형 경도인지장애에서 이름대기장애가 더 심하다고 알려져 있습니다.

경도인지장애 단계에서는 단어의 의미나 기능을 설명하는 데도 어려움을 느낄 수 있습니다. 제가 만난 90세의 경도인지장애 할머니는 '손톱깎이'를 '손가락을 잡는 것'이라 설명했습니다. 손톱깎이의 본질적 의미인 '손톱을 깎는 기구'가 아니라 연관 개념인 '손'과 '잡는 행위'만 떠올린 거지요. 또 다른 83세 경도인지장애 할아버지에게 '앞치마'가 무엇인지 물었습니다. 할아버지의 대답은 '하체에 걸쳐 입는 옷'이었지요. 이 경우 '옷'이란 개념에는 접근했지만 '부엌일 등을 할 때 입는다'는 핵심 기능은 생략된 셈입니다. 이 밖에 '행주치마라고 하는 것(79세 할아버지)', '일할 때 가리는 것(81세 할머니)' 등 주변적이거나 부분적인 정의에 그치는 사례도 있었습니다. 단어의 의미에 접근하기 어려워하는 이러한 증상도 경도인지장애 단계에서 흔히 나타납니다.

말이 길거나 복잡해질수록 경도인지장애의 영향은 더욱 커집니다. 특정한 상황이나 그림을 설명하려고 할 때, 누군가에게서 들은 이야기를 전달할 때, 맥락에 맞게 대화를 주고받을 때 갖가지 오류가 도드라질 수 있다는 뜻이지요. 예를 들어 어제 본 드라마 속 장면을 친구에게 묘사한다고 생각해 봅시다. 주인공은 물론 다른 등

노화가 언어를 갉아먹지 않도록: 검사에 대한 두려움 없애기

장인물의 이름부터 헷갈리기 시작합니다. 가족 모임에서 들은 말을 아내에게 전하려는데 정확한 맥락이 떠오르지 않을 때도 있습니다. 택시 기사와 대선에 대해 이야기하다 보면 후보들의 공약이 뒤죽박 죽 섞이기도 하지요.

일상생활을 그대로 지속할 수 있고 심각한 지장을 초래하지 않는다는 특성 때문에 이상 징후가 발견되어도 그냥 지나치기 쉽습니다. 증상이 경미하다는 이유로 진단을 받으려는 시도 자체를 꺼리는 경우도 많지요. 막상 경도인지장애로 진단받아도 특별한 조치를 취하지 않고 가볍게 넘기는 사례도 빈번합니다. 경도인지장애에 대한 인식을 조사한 결과만 봐도 알 수 있습니다. 2022년 한 언론 보도에 따르면 우리 국민 10명 중 6명은 '경도인지장애'라는 용어조차 모르고 있다고 합니다.* 만 18세 이상 성인 남녀를 대상으로 한 설문 조사에서 '경도인지장애란 용어를 지금까지 한 번도 들어 본 적 없다'는 응답이 58%였고, '경도인지장애가 치매를 예방할 수 있는 중요한 시기인지 전혀 모른다'는 응답은 무려 73%에 이릅니다. 또 '경도인지장애 진단을 위해 검사가 필요하다는 사실을 알고 있다'는 응답자는 12%에 불과합니다. 이 기사를 접하고 적잖이 놀란 동시에 책임감을 느꼈습니다. 전 세계에서 고령화가 가장 빠르게 진행되고 있는 나라의 구성원이 경도인지장애 관련 정보에 너무 취약하지

* "치매로 가는 길 '경도인지장애'… 국민 58% '못 들어본 말'", 김길원 기자, 연합뉴스, 2022. 9. 19.

당신의 언어 나이는 몇 살입니까?

않나 염려도 되었지요. 특히 치매 전 단계로서의 중요성과 검사의 필요성에 대한 인식이 낮다는 점은 시사하는 바가 매우 큽니다.

소설 〈스토너〉 속 주인공 스토너는 자신에게 주어진 삶을 누구보다 묵묵히, 그러나 치열하게 살아 내는 인물입니다.* 생의 종착지에 다다른 그는 전에 없던 강력한 힘을 깨닫지요. 팔다리가 나른해지고 주위는 고요해져 오지만 문득 세상의 모든 시간과 지난날의 기억, 지금 이 순간의 존재를 온몸으로 체감합니다. 마지막 순간에 찾아든 강력한 기운과 존재에 대한 자각을 뒤로한 채 머나먼 여행을 떠나는 기분이란 어떤 것일까요. 좀 더 일찍 깨닫지 못했다는 후회? 비로소 생의 고통과 작별할 수 있다는 안도? 스토너의 기억과 자각이 뒤섞인 마지막 여정을 온몸으로 느끼며 쉽사리 책을 덮지 못했던 게 생각납니다.

예전 같지 않은 언어, 흐릿해진 기억, 허물어지는 자아…. 이를 문득 깨달을 때의 충격이란 더없이 강렬할 것입니다. 일상이 유지되고 증상이 경미하기 때문에 경도인지장애 단계에서 오히려 정체성이 흔들릴 수 있습니다. 경도인지장애의 습격을 받더라도 나는 여전히 '나'일까요? '지금'의 나는 여전히 '기억' 속의 나와 같은 존재일까요? 끝까지 자아를 붙잡고자 애쓰던 저 스토너와도 같이, 거스를 수 없는 노화의 파고 앞에 결단코 놓칠 수 없는 한 가지가 있습니다. 바

* 〈스토너〉, 존 윌리엄스, 김승욱 역,
알에이치코리아(2020).

로 나 자신, 내가 알고 내가 감각하는 '나', 기억하고 이해하고 말하는 '나'!

보이지 않는 세계 속을 걷다:
치매

코로나19 바이러스가 전 세계를 덮친 이래 갖가지 연구와 해석이 쏟아져 나왔습니다. 바이러스의 기원은 물론이고 각종 위험 인자, 다른 질환과의 상관성, 변이별 특징, 백신과 치료법 등등. 이미 짐작해 왔지만 다시 한번 확인 사살한 사실도 하나 있습니다. 사망에 이르는 첫 번째 위험 요인이 다름 아닌 '나이'란 점이지요. 제 주변에도 코로나19로 부모나 조부모를 잃은 지인이 적지 않습니다. 이렇듯 나이가 들면서 취약해지는 게 비단 바이러스 감염만은 아닙니다. 각종 질환의 고위험군이 되는 일은 어쩌면 불가피한 현실일 수 있습니다. 우리의 뇌와 언어 역시 예외가 아니지요.

소설 〈보이지 않는 세계〉 속 주인공 데이비드는 명석하고 개성 강한 학자로, 최첨단 컴퓨터공학 연구소를 이끄는 소장입니다.* 가정에서는 천재 소녀인 딸에게 무한한 애정과 지적 영감을 쏟아붓는 싱글 대디이기도 하지요. 데이비드에게는 남모를 비밀 하나가 있습니다. 바로 '치매' 환자란 사실. 그는 보이지 않는 자신만의 세계 속에서 사람을 만나고 소통하고 대화합니다. 끊임없이 과거를 되살려 보고 대화 하나하나를 기억하려 애쓰지요. 인공지능을 연구하는

* 〈보이지 않는 세계〉, 리즈 무어, 공경희 역,
소소의책(2017).

노화가 언어를 갉아먹지 않도록: 검사에 대한 두려움 없애기

학자가 맞닥뜨린 '보이지 않는 세계'는 그 자체로 혼돈이자 아이러니입니다. 짐작할 수 있듯 최첨단 연구를 이끌고 사랑하는 딸과 일상을 나누는 일이 그에게서 서서히 멀어집니다.

인간에게 결코 달갑지 않은 보이지 않는 세계는 왜 찾아오는 걸까요? '치매'라는 보이지 않는 세계의 아이러니를 진화생물학적 관점에서 살펴보면 흥미로운 사실을 발견하게 됩니다. 알츠하이머병을 유발하는 인자 중 하나인 아포지질단백질(apolipoprotein)은 독특한 유전적 특성을 띱니다. 하나의 유전자가 여러 형질에 관여하는 다면 발현(pleiotropy)이라는 현상[**]입니다. 어떤 유전자가 아동기와 청년기에는 유익하지만 노년기에는 해로워지는 형질을 의미합니다. 노년을 위태롭게 하는 유전자라면 도태되어도 될 듯하지만 말처럼 쉬운 일이 아닙니다. 이미 생의 대부분에서 선택적 우위를 지녀 왔기 때문이지요. '달면 삼키고 쓰면 뱉는다'는 속담이 허용되지 않는 셈입니다. 쓸모없어질 뿐 아니라 위해까지 가하는 노년에도 마음대로 '뱉을' 수 없으니까요. 혈중 지방 단백질을 없애 주는 유익한 기능을 누린 대가로 노년의 치매를 감수해야만 하는 유전적 숙명이랄까요.

치매의 원인이 되는 질환은 다양하지만, 알츠하이머병으로 유발되는 알츠하이머형 치매가 가장 보편적입니다. 국내에서도 전체 치매 유형 중 70% 이상이 알츠하이머병에서 비롯됩니다. 유전적 숙

[**] 〈인류의 기원〉, 이상희·윤신영, 사이언스북스(2015).

명으로 인한 아포지질단백질 외에 알츠하이머병을 유발하는 또 다른 원인은 '뇌 신경세포'의 변화입니다. 이러한 변화를 일으키는 몇 가지 절차는 다음과 같습니다.

① 뇌 신경섬유들이 꼬이거나 얽히거나 비틀림 → 덩어리를 이룸 → 신경섬유 매듭이 형성됨 → 알츠하이머병을 유발함

② 신경세포 처리 과정에서 잔여물이나 알갱이가 남음 → 신경염 플라크(neuritic plaques)가 형성됨 → 뇌 조직이 변성되고 신경세포 밀도가 떨어짐 → 알츠하이머병을 유발함

③ 신경세포 알갱이들이 파편을 이룸 → 주변 공간을 변화시킴 → 해마(hippocampus)의 신경세포에 큰 영향을 줌(10% 이상 영향 시 반드시 발병) → 알츠하이머병을 유발함

④ 기억 관련 신경전달물질인 아세틸콜린(acetylcholine) 수치가 떨어짐 → 알츠하이머병을 유발함

변화 과정이 얼핏 복잡해 보이지만 원리는 단순합니다. 뇌에 있는 신경조직과 물질이 이전과 다르게 변화하면서 제 기능을 못하게 되는 것이지요. 신경염 플라크는 치아에 끼는 치석을 떠올리면 이해하기 쉽습니다. 치석을 제거하기 위해 꼼꼼히 양치질을 하고 주기적으로 치과를 찾아 스케일링도 합니다. 그런데 뇌에 플라크가 쌓인다면? 신경조직의 파편이나 잔여물이 뇌 속을 유영한다면? 늙은 뇌의 이러한 신경학적 변화를 예방하기 위한 노력은 여전히 현재진행

노화가 언어를 갉아먹지 않도록: 검사에 대한 두려움 없애기

형입니다. 나이가 들수록 누구에게나 발생할 수 있다는 점, 알츠하이머병의 뇌에서 신경학적 변화가 보다 많이 발견된다는 사실 정도만 밝혀진 상태지요. 알츠하이머병 외에 뇌혈관 질환, 파킨슨병, 헌팅턴병, 진행핵상마비, 인간면역결핍바이러스, 루이소체병 등이 치매의 원인 질환일 수 있습니다.

치매 진단하기

이처럼 다양한 요인으로 발생하는 치매는 어떻게 진단할까요? 주관적 호소나 경도인지장애에 비해 진단 기준이 좀 더 명확하지만, 치매 역시 통일된 기준이 적용되지는 않습니다. 최소 수개월 동안 후천적이고 지속적인 지적 능력의 저하를 보이되, 이것이 직업, 사회, 일상 활동에 지장을 초래하는 수준일 때 흔히 '치매'로 진단됩니다. 여기서 궁금증이 하나 생깁니다. 지장을 초래하는 지적 능력의 저하란 어느 정도일까요? 1992년 커밍스와 벤슨이 제안한 바에 따르면, 다음 다섯 가지 중 셋 이상에 해당하면 지적 능력이 저하된 것으로 판단합니다.

① 기억장애
② 언어장애
③ 시공간 인지 능력 저하
④ 성격 및 감정 변화

⑤ 집행기능 및 기타 고등 기능 장애(추상적 사고장애, 계산력 저하, 실행증 등)

'지적 능력의 저하'에 대해 정신장애 진단 및 통계 편람 4와 5(DSM IV & V)에서 제시한 기준은 약간 다릅니다.

① 반드시 기억장애(단기기억 및 장기기억)를 동반한다.
② 7개 영역(추상적 사고장애, 성격 변화, 판단장애, 구성능력장애, 언어장애, 실행증, 시각재인장애) 중 최소 1개 이상을 동반한다.

국제질병분류-10(ICD-10)에서 권고한 기준도 널리 활용되는데, 다음 다섯 가지 기준을 반드시 충족해야만 치매로 간주합니다.

① 섬망, 정신분열증, 심한 우울증으로 인한 것이 아니다.
② 후천성이다.
③ 지속적으로 나타난다.
④ 다수의 정신 기능에 영향을 미친다.
⑤ 직업, 사회 활동, 타인과의 관계에 문제를 초래할 만큼 심한 수준이다.

진단 기준에 언급된 용어만 봐도 주관적 호소나 경도인지장애와 다른 엄중함을 느낄 수 있습니다. 이들을 적용하고 해석하려면 당연히 전문의와 유관 전문가의 견해가 필요합니다. 특히 국제질병분류-10의 기준 ①에 명시된 섬망 등은 일반인이 치매 증상과 구별하기 어렵습니다. 드라마 〈재벌집 막내아들〉에는 승계 다툼의 한가운데서 섬망 증세를 보이는 진양철 회장이 등장합니다. 이는 재벌가의 진흙탕 싸움에 일대 혼란을 불러오는 결정적 사건이 되지요. 주변 사람을 알아보지 못하는 데다 망각과 혼돈 속에서 헤매는 그의 증상을 두고 치매에 걸렸다고 오해한 탓입니다. 섬망이 치매 증상과 유사하다는 점을 감안하면 충분히 납득할 만한 상황입니다.

치매 진단 기준에서 공통되는 것 중 하나가 바로 '언어장애'입니다. 국제질병분류-10의 기준에서는 ④에 해당하는 항목이지요. 다시 말하면 언어 능력이 저하되는 정도가 치매를 진단하는 주요 요소라는 뜻입니다. 먼저 치매 초기부터 나타나는 언어 증상으로 이름대기 문제가 가장 보편적입니다. 앞서 언급한 대로 이름대기 능력은 노화와 신경학적 질환에 매우 취약합니다. 주관적 호소와 경도인지장애 단계에서 비교적 경미한 수준이던 이름대기장애는 치매에 이르러 한층 심화되지요. 치매 말기로 갈수록 오류의 양상도 달라집니다. 9년 전 치매 초기 진단을 받은 할머니와 최근까지 만남을 지속하고 있는데, 86세인 현재는 중기에서 말기 사이에 이른 상태입니다. 할머니의 9년에 걸친 이름대기 오류를 훑어보면 치매가 진행되면서 양상이 어떻게 달라지는지 확인할 수 있습니다. 할머니와 제가 '의자'에 대한 이름대기를 시행한 기록을 살펴보겠습니다.

당신의 언어 나이는 몇 살입니까?

【 9년 전: 치매 초기 】

나: ('의자' 사진을 보여 주며) 이걸 뭐라고 부르지요?

할머니: 어… 그거 책… 아니 의자라고 하나?

【 6년 전: 치매 초기~중기 】

나: ('의자' 사진을 보여 주며) 이걸 뭐라고 부르지요?

할머니: 어… 아니… (글씨를 쓰듯 손을 움직임).

나: ('의자' 실물을 가리키며) 이런 거 많이 보셨지요?

　　이걸 뭐라고 하지요?

할머니: (실물을 이리저리 만져 봄) 그거는… 그거는… 아이 몰라.

나: 이건 주로 '책상'이랑 같이 사용해요.

할머니: 책상이랑 같이? 책장… 아니, 앉는 거… 그거, 의자?

　　(자신 없는 듯 눈빛이 흔들림)

【 2년 전: 치매 중기 】

나: ('의자' 사진을 보여 주며) 이걸 뭐라고 부르지요?

할머니: ….

나: ('의자' 실물을 가리키며) 이걸 뭐라고 부르지요?

할머니: ….

나: 이건 주로 '책상'이랑 같이 사용해요.

할머니: 책상… 책불….

나: 이건 /의/로 시작해요.

할머니: 의? 이공… 책치… 가부.

【 8개월 전: 치매 중기~말기 】

나: ('의자' 실물을 가리키며) 이걸 뭐라고 부르지요?

할머니: (실물을 쳐다보지 않음) 아… 네네….

나: 이건 주로 '책상'이랑 같이 사용하고 /의/로 시작해요.

할머니: … (자리에서 일어남).

치매 초기의 할머니는 실물이 아닌 시각 자극(사진)에 반응하고 연관된 의미의 단어와 잠시 혼동('책…')하기는 해도 결국 목표 단어('의자')를 말하는 데 성공합니다. 치매 초·중기에는 사진보다 구체적인 자극(실물)에 더 쉽게 접근하고 의미 단서('책상이랑 같이 사용함')에 반응하지요. 하지만 단서에 곧바로 응답하지 않고 유사한 의미의 다른 단어('책장')나 에두르기('앉는 거')를 거쳐 목표에 이릅니다. 말하고 있는 단어에 확신이 없는 듯한 모습도 보입니다(눈빛이 흔들림). 치매 중기에는 증상이 눈에 띄게 심해졌음을 알 수 있지요. 실물 자극에만 반응하고 의미 단서를 제공해도 오류('책불')를 보입니다. 여기서 초·중기와는 다른 특징이 나타납니다. 같은 단서('책상이랑 같이 사용함')에 대해 초·중기에는 '책장'으로, 중기에는 '책불'로 반응하지요. 즉 치매 증상이 심할수록 제공한 단서와 거리가 먼 이름을 떠올린다는 점입니다. '책장'은 '책상'이란 단서와 유사한 범주지만 '책불'은 무관한 의미의 신조어(기존에 없던 새로운 단어)이기 때문이지요. 음운 단서에 대해서도 마찬가지입니다. 초·중기에는 우회('책장, 앉는 거') 하기는 해도 결국 음운 단서인 /의/에 힘입어 목표 단어에 이르지만, 중기에는 '이공, 책치, 가부' 등으로 답해 /의/라는 음운과도 멀어집니다.

8개월 전 만남에서 할머니는 눈에 띄게 수척해졌고 저를 보고도 전혀 반가워하지 않았어요. 감염병 시기에 공백이 있기는 했지만 2년 전까지 저를 친근히 대하셨던 걸 감안하면, 증상에 변화가 있음을 짐작할 수 있었지요. 아니나 다를까 '의자' 과제를 시행해 보니 더욱 실감이 났습니다. 자극에 전혀 집중하지 않고(실물을 쳐다보지 않음), 의미와 음운 단서('책상이랑 같이 사용하고 /의/로 시작해요')에도 반응이 없었지요. 급기야 거부 반응(갑자기 자리에서 일어남)까지 나타나 안타까운 마음이 컸습니다. 이처럼 이름대기의 오류 양상만 보더라도 치매의 진행 상태를 어느 정도 예측할 수 있습니다.

치매의 또 다른 증상

치매의 또 다른 언어 증상으로 보속증(perseveration)이 있습니다. 이는 앞서 제시한 자극에 대해 보인 반응을 다음 번 자극에서도 똑같이 반복하는 증상입니다. 예를 들어 글자 A를 보여주자 K라고 답한 노인이 있습니다. 뒤이어 글자 B를 제시했더니 또다시 K로 반응

합니다. 이후 글자 C와 D를 제시해도 노인은 똑같이 K라고 말합니다. 이처럼 특정 자극에 대해 한번 보인 반응을 다른 자극에서도 똑같이 반복하는 증상이 보속증입니다. 말하기, 쓰기 같은 언어뿐 아니라 그림이나 행동에도 나타날 수 있습니다. 전자의 경우를 특별히 '보속착어'라 부르기도 합니다. 치매 노인에게 '시계' 그림을 보여 준 다음 이름을 말하도록 해 봅시다. 우여곡절 끝에 '시계'를 말했다면 이번에는 '컵'을 제시합니다. 그런데 노인은 '컵'이 아닌 '시계'라고 대답합니다. 연달아 연필, 모자 등을 제시해도 돌아오는 답은 똑같이 '시계'지요. 이러한 양상이 전형적인 보속착어입니다.

언어가 아닌 행동에서 보속증이 나타나기도 합니다. 제 연구의 참여자인 68세 치매 노인에게 '열쇠'를 보여 주면 이름을 말하는 대신 '구멍에 무언가를 끼우는' 시늉을 합니다. 뒤이어 '가위'를 제시한다면 손으로 가위질하는 행동이 나올 법하지요. 하지만 노인의 반응은 또다시 '구멍에 무언가를 끼우는' 제스처입니다. '수건'에 대해서도 역시 똑같은 행동을 보입니다. 이처럼 보속착어 대신 보속행동이 두드러질 수도 있고, 두 유형을 모두 보이기도 합니다.

그렇다면 치매 노인과의 대화는 어떨까요? 갈수록 심해지는 이름대기 문제가 대화의 흐름을 번번이 방해합니다. 같은 말을 자주 반복하는 것은 물론 말하고 있던 주제를 도중에 잊어버리기도 합니다. 대화에서 언급된 정보를 분석하고 해석해 적절히 활용하기가 어렵습니다. 말하려는 내용의 순서도 뒤죽박죽일 때가 많지요. 핵심 내용을 놓치는 일도 비일비재합니다. 대화의 바다에서 길을 잃고 허우적대는 것이지요. 술에 취한 듯 장황하고 횡설수설하는 말을 상대방이 제대로 알아듣기란 쉽지 않습니다. 끊기거나 미완성으로 끝나는 문장도 많고 중간중간 부자연스러운 쉼 구간도 늘어납니다. 딱히 발음이 부정확하지 않은데도 치매 노인과의 의사소통이 원활하지 않다고 느끼는 이유입니다.

제 연구에 참여 중인 알츠하이머형 치매 노인들에게 '라면 끓이는 순서'를 말해 달라고 요청한 적이 있습니다. 83세 할아버지는 '물 → 냄비 → 라면 → 물 끓인다'로 응답합니다. 91세 할머니는 '끓는 물에 넣어 끓인다 → 파, 마늘 넣는다'가 전부지요. 86세 할머니는 '넣어 → 불을 하고 → (10초 이상의 쉼) → 불 또 해 → 넣어서 끓여'로 응답하는 데 걸린 시간이 꽤 길었습니다. 78세 할아버지는 '먹고 불 붙고'란 한 문장에 그칩니다. 단어의 단순한 나열('물 → 냄비 → 라면'), 정보 생략('넣어서 끓여'), 순서 오류('먹고 불 붙고'), 부적절한 쉼(10초 이상 쉼), 반복('불을 하고/불 또 해') 등의 오류가 다양하게 나타납니다. 이를 보편적인 대화 상황에 적용한다면 상대방을 혼란에 빠뜨리기에 충분하지요.

치매 말기로 갈수록 언어생활은 더 어려워집니다. 상대방과 대화를 주고받는 것 자체가 쉽지 않은 데다 말수도 확연히 줄어들지요. 언어를 지원하는 기제, 즉 의미기억이나 고차원적 인지 같은 지원군이 원활하게 작동하지 않는 탓입니다. 어떨 때는 단어나 어구

노화가 언어를 갉아먹지 않도록: 검사에 대한 두려움 없애기

가 강박적으로 반복되면서 마구 빨라지기도 합니다. 이런 증상을 '동어반복증(palilalia)'이라 합니다. 얼핏 보면 아이들에게 나타나는 말더듬 증상과도 유사합니다. 소설 〈내가 말하고 있잖아〉에는 주인공 소년을 포함해 말을 더듬는 이들의 고군분투가 그려집니다.* 쉽사리 뱉어지지 않는 말 때문에 숨 막힐 듯 고통스러운 나날을 보내지요. 소년처럼 성장기에 발생한 증상은 '발달성 말더듬'이라 칭하는데, 소설에는 발달성 말더듬을 극복하지 못한 채 어른이 되어 버린 이들의 모습도 그려집니다. 하지만 동어반복증은 이러한 발달성 말더듬과는 약간 다릅니다. 발달성 말더듬에서는 말의 일부를 여러 번 되풀이하는 '반복', 말의 흐름이 급작스럽게 단절되는 '막힘', 단어의 특정 음소만 길게 늘리는 '연장'이 주요 증상으로 나타납니다. 반면 동어반복증은 막힘이나 연장 대신 '반복'이 주를 이룹니다. 예를 들면 치매 노인은 '내가내가내가' 또는 '내내내가' 식의 반복이 흔한 데 반해, '내애애애가'나 '내~(호흡 막힘)~가' 같은 연장과 막힘은 거의 드물지요.

말수가 줄어드는 단계를 지나면 어떻게 될까요? 종국에는 전혀 말을 하지 않는 상태, 즉 함구증(mutism)에 이릅니다. 거의 혹은 전혀 말을 하지 않기 때문에 '무언증'으로도 불립니다. 함구증에 이르는 시기와 속도는 개인마다 다르지만, 드러나는 증상은 다음과 같

* 〈내가 말하고 있잖아〉, 정용준, 민음사(2020).

이 대체로 유사합니다.

① 사회적 맥락을 벗어난 부적절한 말이 많아진다.
   → 예: 친지들과의 식사 모임 도중 "나 목욕하러 갈래"라고 말한다.

② 가족에게 욕설을 하거나 대화 도중 의미 없는 대꾸를 한다.
   → 예: 지인들이 방문해 "어떻게 지냈어?"라고 묻자 "딸은 안 왔는데"라고 답한다.

③ 알아들을 수 없게 자주 웅얼거린다.
   → 예: 대화 도중 뜬금없이 "가져오고 내애 아이 그건가…고"라며 중얼거린다.

④ 위 상태들이 지속되다 결국 상대방 말에 전혀 대꾸하지 않는다.

다음은 치매 초기부터 오랜 기간 만나 온 88세 할아버지와 근황을 주고받은 대화입니다. 이를 살펴보면 함구증에 이르는 과정이 고스란히 드러납니다.

【 초기 】

나: 그동안 어떻게 지내셨어요?

할아버지: 아침 먹고… 그리고 라디오, 아니 텔레비전… 또 손주한테 오라고 하고 잘 다녔지. 왔다 갔다 즐겁게 했지.

【 중기 】

나: 오랜만에 뵈어요. 6개월 동안 잘 지내셨어요?

할아버지: 내가? 나 어떻게? 아들이랑 뭐랑…

(며느리가 들어오자) 누구예요? 선생님은 어딨어요?

【 말기 】

나: 오늘도 며느님이랑 손주랑 같이 오셨네요.

그동안 잘 지내셨지요?

할아버지: 이우… 이… (손주 이름 '지우'로 추정됨) … (계속 무반응).

초기에는 완성되지 않은 문장('그리고 라디오, 아니 텔레비전')이 있고 말의 흐름이 유창하지는 않지만 의사소통이 가능한 상태임을 알 수 있습니다. 중기에 들어서면 반복과 확인 반응('내가? 나 어떻게?')이 많고 주의력과 지남력이 떨어져(며느리 등장 후 '누구예요? 선생님은 어딨어요?') 대화가 단절되는 양상을 보이지요. 이때부터는 소통이 원활하지 않습니다. 말기의 발화는 눈에 띄게 단출합니다. 손주 이름으로 추정되는 단어를 웅얼거리고는 더 이상 반응이 없습니다. 가장 최근에 본 할아버지는 허공을 멍하게 바라보거나 갑자기 화를 내는 모습이었습니다. 알 수 없는 짧은 소리나 의미 없는 단어를 가끔씩 내뱉는 정도라 대화를 지속하기가 어렵지요.

근미래를 배경으로 한 소설 '아리아드네 정원'에는 고단한 하루

당신의 언어 나이는 몇 살입니까?

하루를 보내는 노인과 청년이 등장합니다.[*] 인공지능 대신 노인과의 대화 봉사에 나선 청년은 젊으니까 뭐든 할 수 있다는 생각이 어른들만의 답답한 착각이라 절규하죠. 젊음은 그저 불필요한 껍데기이자 희망 없이 견뎌야 하는 긴 터널에 불과하다는 겁니다. 가까운 미래가 와도 청춘은 여전히 고달프구나 싶다가도, 뭐든 할 수 있는 '젊은 껍데기'가 있고 터널과도 같은 '긴 시간'이 남아 있음을 젊은 날엔 결코 깨달을 수 없겠다는 생각도 스칩니다. 그렇기에 젊음을 젊은이에게 주기 아깝다는 말이 있나 싶습니다.

기억과 언어를 잃어 가는 일, 소란했던 지난날의 추억마저 잃어 가는 일은 누구도 당도하기 싫은 캄캄한 터널입니다. 젊은 껍데기를 두른 채 언제까지나 '젊은 뇌'를 구사하고만 싶지요. 시인 허수경은 기차와 밤꽃이 지나간 자리에 홀연히 남은 자신과 엄습하는 그리움을 담담히 노래합니다.[**] 지나간 한때를 기억하고 말하며 그리워할 수 있는 것, 그 힘으로 다시 오늘과 내일을 무탈히 맞이하는 것. 어쩌면 이것이 살아가는 일인지 모릅니다. 누군가의 말처럼 처음부터 끝까지 '어쩌면'으로 가득 찬 게 우리 생이니 말입니다. 어쩌면 두려울 수 있지만 또 어쩌면 괜찮을지 모를.

---

[*] '아리아드네 정원', 〈타인의 집〉, 손원평, 창비(2021).

[**] '기차는 간다', 〈혼자 가는 먼 집〉, 허수경, 문학과지성사(1992).

노화가 언어를 갉아먹지 않도록: 검사에 대한 두려움 없애기

작고 기이한 언어의 파편: 실어증

인기 드라마 〈왕좌의 게임〉의 주인공 에밀리아 클라크, 영화 〈원초적 본능〉의 샤론 스톤, 국민 배우 강수연의 공통점은 무엇일까요? 모두 뇌졸중을 앓았다는 점입니다. 에밀리아 클라크는 놀랍게도 20대의 젊은 나이에 뇌동맥류 파열을 두 차례나 겪었지만 언어 문제가 경미해 촬영 현장으로 곧장 복귀할 수 있었다고 합니다. 샤론 스톤은 뇌출혈 후 언어장애가 심해 오랫동안 재활을 거쳤다지요. 50대 중반이던 배우 강수연은 이들처럼 다시 돌아오지 못한 채 영원한 별로 남았습니다.

실어증은 뇌졸중과 같은 뇌손상 때문에 발생하는 언어장애입니다. 실어증이 찾아오면 말하기나 듣기 같은 언어 능력이 전반적으로 떨어집니다. 에밀리아 클라크의 실어증이 심각했다면, 시즌 6까지 이어진 〈왕좌의 게임〉에서 타가리엔 공주로 활약하는 그녀의 모습을 보지 못했겠지요. 대본 내용을 이해하고 대사를 실감 나게 전달해야 하는 배우에게 실어증은 매우 치명적일 수밖에 없으니까요.

실어증의 주범인 뇌졸중은 젊은 층에서도 발병할 수 있지만 무엇보다 '나이'가 가장 큰 위험 인자입니다. 날씨가 쌀쌀해지기 시작하면 언론 매체에 어김없이 등장하는 기사가 '어르신들의 뇌졸중 주의보'인 것도 이와 무관하지 않습니다. 뇌출혈이나 뇌경색 같은

당신의 언어 나이는 몇 살입니까?

뇌졸중은 실어증을 일으키는 혈관성 원인에 해당합니다. 뇌종양, 뇌외상, 뇌염, 대사 질환처럼 비혈관성 원인도 실어증을 유발할 수 있습니다.

실어증 자체가 낯선 용어일 수 있지만, 이미 알고 있는 이들도 몇 가지 오해를 하는 경우가 흔합니다. 실어증에 관한 오해를 한번 살펴볼까요?

① 실어증에 걸리면 언어 능력이 사라진다.
② 실어증은 지능이 떨어져서 나타나는 증상이다.
③ 나이가 많을수록 더 심한 실어증을 앓는다.
④ 치매 증상과 실어증은 동일한 것이다.
⑤ 갑작스러운 계기로 말을 안 하게 되는 증상이 실어증이다.

오해 ①부터 하나씩 풀어 보겠습니다. 실어증에 걸리면 옹알이부터 시작해 힘겹게 쌓아 온 언어가 한순간 물거품이 된다고 여기기 일쑤지요. 실어증 환자를 목격한 이들에게 소감을 물으면 흔히 '어린아이처럼 말한다', '말하는 법을 잊은 것 같다'고 답합니다. '신경언어장애'라는 제 강의에서 실어증 환자를 관찰한 학생들 역시 별반 다르지 않습니다. 겉으로 보기에 언어 능력을 완전히 또는 부분적으로 상실해 말하는 법 자체를 잊은 듯 여겨지지요. 하지만 실은 그렇지 않습니다. 실어증은 그간 발달해 온 언어 능력 자체가 완

노화가 언어를 갉아먹지 않도록: 검사에 대한 두려움 없애기

전히 사라진 게 아니라, 뇌손상으로 언어를 수행하는 기능과 효율이 떨어진 상태입니다. '능력을 잃은' 것과 '수행 기능이 떨어진' 상태는 매우 다릅니다. 축구 선수가 경기 도중 다리를 다치면 수술이나 재활을 통해 다시 뛸 수 있습니다. 영아 때의 '걷기 이전' 상태로 되돌아가지 않고 걷기나 뛰기 같은 다리의 '수행 기능'을 회복했기에 가능한 일이지요. 실어증도 마찬가지입니다. 예전처럼 언어를 효율적으로 처리하기 어려워져 언어생활의 모습이 달라진 상태랄까요. 이는 수행 기능을 '회복'할 수 있는 주요 전제가 됩니다.

오해 ②도 ①과 연관이 있습니다. 언어 기능을 완전히 잃었다면 지능 또한 전혀 뒷받침될 수 없는 상태겠지요. 물론 언어 수행이 어려운 실어증 환자는 인지 능력 또한 떨어질 수 있습니다. 그러나 실어증 자체가 지능 저하를 의미하지는 않습니다. 즉 언어와 인지를 수행하는 기능이 함께 저하될 수 있지만 '지능이 떨어진 상태'가 곧 실어증은 아닙니다. 실어증의 원인과 결과가 모두 '언어'에 국한된다는 뜻입니다. 그도 그럴 것이, 언어를 담당하는 뇌 영역(흔히 좌반구의 전두엽, 측두엽 등)이 손상을 입어 이전과 다른 언어 증상으로 나타나니까요.

③은 대개 치매와 혼동해서 갖게 되는 오해입니다. 앞서 언급한 대로 치매는 '나이'가 가장 큰 위험 요인이므로 노인일수록 발병률이 높고 증상 또한 심해지지요. 실어증의 주범인 뇌졸중도 나이와 상관성이 가장 높지만, 중증도는 뇌손상의 범위와 정도에 달려 있

습니다. 예컨대 뇌출혈로 실어증 진단을 받은 A(56세)와 B(75세)가 있습니다. 둘 중 누가 더 심한 언어장애를 보일까요? 나이만으로는 중증도를 짐작할 수 없습니다. A는 출혈이 일어난 부위가 넓어 뇌 영역 전반(특히 전두엽, 측두엽, 두정엽)에 심한 손상을 입은 반면, B는 뇌의 특정 부위에 매우 경미한 출혈만 있습니다. 이 경우 정답은 당연히 A입니다. 광범위한 뇌 영역, 그중에서도 언어 기능을 담당하는 전두엽, 측두엽, 두정엽 같은 영역이 두루 손상되면 실어증이 매우 심하게 나타납니다. 반면 특정 부위에 약간의 출혈만 있거나, 언어에 직접 관여하지 않는 영역(후두엽 등)이 손상되면 증상이 없거나 매우 경미하지요.

실어증에 관한 오해 ④는 좀 더 세심하게 짚어 보아야 풀릴 수 있습니다. 치매로 인한 언어장애는 기억력, 추론력, 집행기능 같은 인지 능력의 저하와 결부되어 의사소통이 어려워진 상태를 뜻합니다. 실어증도 인지 저하를 동반할 수 있지만 치매와는 분명히 다릅니다. 치매 증상으로서의 언어장애는 인지 손상이 '반드시' 동반되며 이것이 '직접적'인 원인으로 작용합니다. 이 같은 차이 때문에 치매로 인한 언어 문제는 '인지-의사소통장애(cognitive-communication disorders)'라 구별합니다. 허리가 아픈 경우 단순히 나이가 들어서인지, 추간판 탈출증이나 타박상 때문인지에 따라 세세한 증상과 중증도, 치료 방안, 예후 등이 달라지듯, 겉으로 드러나는 언어 증상이 유사해도 실어증과 인지-의사소통장애 간에는 엄연한 차이가 있지요.

⑤는 드라마나 신문 기사 등 매스컴을 통해 잘못 알려진 대표적인 오해 중 하나입니다. 이쯤에서 드라마 시놉시스 하나를 소개하겠습니다.

부잣집에서 외동딸로 자란 주희는 언제나 밝고 명랑합니다. 성장기 내내 넘치는 사랑을 받았기 때문일까요. 주희는 누구에게든 다정하며 주변을 기분 좋게 만드는 에너지를 뿜어냅니다. 그러던 주희의 삶에 큰 불행이 찾아듭니다. 번창하던 아버지의 사업이 망하고 어머니는 충격으로 병석에 눕지요. 빚더미에 오른 주희네를 돕는 친척도, 지인도 없습니다. 대학에서 첼로를 전공하던 주희는 학업조차 이어 갈 수 없게 되지요. 순식간에 삶이 뒤바뀐 주희는 어느 날부터 말을 잃어버립니다. 말을 하려는 시도조차 하지 않을뿐더러 말하려 해도 입 밖으로 아무 소리도 나오질 않습니다. 이런 주희를 보고 사람들은 수군댑니다. 쯧쯧, 실어증에 걸리고 말았군!

어디선가 본 것 같은 익숙한 설정이지요? 갑작스러운 불행이나 변화 앞에 휘청이는 주인공의 모습은 보는 이로 하여금 연민과 공감을 불러일으키기에 충분합니다. 충격으로 갑자기 말을 하지 못하는 상황도 그리 낯설지 않습니다. 이를 '실어증'이라며 어물쩍 넘어

당신의 언어 나이는 몇 살입니까?

가는 장면도 꽤 익숙하지요. 하지만 앞서 언급한 대로 실어증은 뇌 손상이라는 신경학적 원인이 명백히 존재합니다. 드라마 속 상황처럼 정신적 충격으로 갑작스레 말을 못하는 것은 '심인성 함구증(psychogenic mutism)'에 해당합니다. 뚜렷한 신경학적 원인이 없기에 경과를 예측하기도 어렵지요. 우울증 때문에 인지 기능이 떨어지면서 말수가 줄어드는 것 역시 이와 유사합니다.

실어증 진단하기

실어증에 관한 갖가지 오해를 풀었으니 이제 진단 기준에 관해 알아보겠습니다. 주로 다음의 세 기준에 해당할 때 실어증으로 진단됩니다.

① 후천적 요인에 따른 뇌손상이 있다.
② 언어의 네 영역인 말하기, 듣기, 읽기, 쓰기 능력이 전반적으로 떨어진다.
③ 지각 및 인지 기능의 장애(예: 치매)로 인한 언어 문제는 제외된다.

기준 ①과 달리 선천적인 뇌손상에 의해 언어장애를 겪는 예로 뇌성마비(cerebral palsy)가 있습니다. 뇌성마비로 태어나면 갖가지 언어 문제가 나타납니다. 영·유아기에 언어가 제대로 발달하지 못하고 발음이 부정확해 성인이 되어도 내내 재활이 필요한 경우가 많지요. 반면 뇌졸중이나 뇌외상처럼 후천적으로 뇌가 손상될 수 있습니다. 만약 뇌성마비 성인이 말하는 모습을 보고 '실어증'이라 판단한다면 뇌손상의 근원이 다른 점을 간과한 셈입니다.

니코스 카잔차키스는 인간이 내뱉는 언어를 '위대한 폭발적 힘을 지닌 견고한 껍질'로 비유했습니다.* 언어의 의미를 찾아내려면 내면에서 어휘들이 폭탄처럼 터져야 하며, 그제야 비로소 갇혀 있던 '나'란 영혼이 해방된다는 거지요. 뇌손상으로 언어에 문제가 생기면 그 '견고'하던 껍질이 흐물흐물해집니다. 의미를 찾고 단어를 말하기 위한 내면의 '폭탄'이 좀처럼 터지지 않는 상태가 되지요. 폭탄이 불발되면서 드러나는 모습은 다양합니다. 언어 전체가 심하게 무너질 수도 있고, 말하기나 알아듣기 같은 특정 기능이 더 떨어지기도 합니다. 상대적으로 언어의 어느 영역이 더 많이 손상되었는지에 따라 브로카실어증(Broca's aphasia), 베르니케실어증(Wernicke's aphasia), 전반실어증(global aphasia) 등으로 나누기도 하지요. 진단 기준 ②를 가늠하기 위해서는 전문가의 심화 평가가 반드시 필요합니다. 대개는 실어증을 진단하도록 표준화된 검사 도구를 활용하지요. 다음은 제가 진단한 두 실어증 환자의 언어 상태를 요약한 내용입니다(〈표 4〉).

* 〈영혼의 자서전 1〉, 니코스 카잔차키스, 안정효 역, 열린책들(2008).

사례 1: 손OO, 40세, 교육 연수 12년, 남자, 경막외출혈(epidural hemorrhage)

1. 언어 표현(11/20점)
내용 전달 측면에서 몇몇 오반응이 관찰되며, 그림 설명 과제 시 상황과 인물에 관한 언급이 매우 불충분함. 유창성 측면에서 낱말찾기 어려움, 반복, 전보식 구어가 관찰됨.

2. 언어 이해(6.7/10점)
예-아니요 검사 시 신변과 상식에 관한 질문에 몇몇 오반응을 보이며, 청각적 낱말 인지 중 실물, 형태 등의 인지에서 오반응이 관찰됨. 명령 이행의 경우 2개 항목 및 2단계 이상의 명령에 대해 도치, 대치, 생략 등의 오류를 보임.

3. 따라말하기(6.8/10점)
5어절 이상 긴 자극에서 생략 등의 오반응을 보임(예: 우리 가족은 내가 빨리 완쾌되기를 바란다).

4. 이름대기(8.2/10점)
물건 이름대기 시 의미착어를 보이며, 오류 자극에 대해 의미 단서 제공 시 정반응이 유도됨(예: 이 닦을 때 쓰는 것 → 칫솔). 문장 완성 및 응답 과제는 높은 수행력을 보임. 통제단어연상 시 반복, 쉼 등을 보임.

→ 진단 결과: 실어증 지수 65.4/100점, 브로카실어증

사례 2: 조OO, 77세, 교육 연수 0년, 여자, 중대뇌동맥 뇌경색(MCA cerebral infarction)

1. 언어 표현(1.5/20점)

내용 전달 측면에서 대부분 자곤(jargon: 웅얼거림), 상동어, 무의미 발화 등을 보이며, 그림 설명 과제 시 상황과 사람에 관한 언급이 전혀 불가능함.

유창성 측면에서 일부 단단어(예: 몰라요, 예)나 자곤 형태의 발화가 대부분임.

일부 자동발화(예: 요일 말하기)가 가능함.

2. 언어 이해(0.9/10점)

예-아니요 검사 시 대부분의 질문에 '몰라요'나 자곤으로 반응함.

청각적 낱말 인지는 수행 불가능하며, 명령 이행은 간단한 1단계 명령(예: 눈을 감으세요)을 제외하고 모두 오반응을 보임.

3. 따라말하기(0.6/10점)

몇몇 1어절 자극(예: 밤, 다람쥐)에서 정반응을 보이나,

대부분 자극의 일부만 모방하거나 자곤, 대치 등으로 반응함.

4. 이름대기(0.1/10점)

물건 이름대기 시 대부분 '몰라요'나 자곤으로 반응하며,

오반응 단어의 경우 음소 단서 제공 시 정반응이 유도됨(예: 호→호두).

통제단어연상, 문장 완성, 문장 응답 과제는 수행 불가능함.

→ 진단 결과: 실어증 지수 6.2/100점, 전반실어증

두 사례는 실어증 지수에 큰 차이가 있지만(100점 만점에 65.4 vs. 6.2), 언어 증상을 들여다보면 뚜렷이 구분됩니다. 사례 1은 2에 비해 중증도가 심하지 않고 언어의 네 영역 중 '표현' 능력이 상대적으로 떨어집니다(20점 만점에 11점). 사례 2는 네 영역 모두의 점수가 낮아 언어 기능이 전반적으로 매우 저하된 상태임을 알 수 있지요. 하지만 이러한 수준은 유동적입니다. 뇌손상 회복 정도나 재활 여부에 따라 얼마든지 변할 수 있습니다. 예를 들어 사례 1의 표현 기능이 재활을 통해 호전될 수 있습니다. 또 사례 2의 손상 영역 중 일부가 회복되어 1과 비슷한 상태로 바뀌는 것도 가능합니다.

〈표 4〉에서 몇 가지 생소한 용어들이 눈에 띕니다. '무의미 발화(empty speech)'는 이해 능력이 상대적으로 떨어질 때 보이는 증상입니다. 발화가 비어 있다는 뜻에서 '빈구어' 또는 '허구어'라고도 불리지요. 소설 '나의 블루지한 셔츠'에는 불행을 대하는 두 대조적인 캐릭터가 등장합니다.[•] 과거에 붙들려 단절된 시간을 보내는 아버지, 그리고 블루지한 템포에 영혼을 맡긴 채 체념도 외면도 하지 않는 삼촌. 둘 중 누구의 생이 더 공허한지는 보는 이의 해석에 따라 다르겠지요. 언어에 있어서 공허함이란 좀 더 명확합니다. '무의미하다'는 요건이 성립되려면 우선 말이 장황해야 합니다. 얼핏 듣기에 유

• '나의 블루지한 셔츠', 〈나는 그것에 대해 아주 오랫동안 생각해〉, 김금희, 곽명주 그림, 마음산책(2018).

노화가 언어를 갉아먹지 않도록: 검사에 대한 두려움 없애기

창하게 느껴지지만 자세히 들여다보면 대부분 의미 없는 말투성이입니다. 사례 2와 같이 전반적인 언어 능력이 고루 떨어지거나(전반실어증), 이해력이 상대적으로 낮은(베르니케실어증) 유형에서 자주 관찰되지요.

수년 전 재활 과정에서 만난 69세 베르니케실어증 할아버지의 예를 들어 보겠습니다.

나: 아침 식사는 맛있게 하고 오셨어요?

할아버지: 저번 주 축구 봤지. 거기 뭐지? 내가 여름에
　　　갔었는데… 언제 온다고?

나: 따님한테 들어 보니 오늘이 생신이라
　　　미역국 드셨다던데요, 맞나요?

할아버지: 정은, 정은이(딸 이름)… (책상에 놓인 펜을 가리키며) 이거
　　　내가 갖고 왔어요. 저번 주에 축구하고 갖고 왔어요.

나: 네, 그러셨구나. (할아버지가 가리킨 펜을 집으며) 이 펜으로
　　　뭘 하고 싶으세요?

할아버지: 이거 갖고 왔었어요.

말하자면 할아버지는 '① 상대방의 질문을 이해하지 못함 → ② 대답이 장황하고 부적절함 → ③ 맥락을 벗어난 말이 연속됨' 식의 무의미 발화 도식을 반복하는 셈입니다. 상대방은 허공에 대고 말

하는 듯한 기분이 느껴집니다. 대화를 통한 소통은 단절될 수밖에 없지요. 똑같은 상황을 가족과 함께 재연해 보면 결국 '단절'이라는 결말이 불가피함을 확인할 수 있습니다.

딸: 아버지, 아침 식사는 맛있게 하셨어요?

할아버지: 내가 가려고 했는데. 여기 펜 갖고 왔어요. 어제 했어요, 내가.

딸: 아버지, 왜 자꾸 엉뚱한 말씀을 하세요. 오늘 생신이라 아침에 미역국 드셨잖아요. 아니에요?

할아버지: 정은이… (딸의 눈치를 보며 펜을 집음) 이거 내가 갖고 왔어요. 오늘 왔어요.

딸: 아버지, 제 말을 잘 좀 들어 보세요! 오늘 아침에 뭐 드셨는지 물어봤잖아요!

할아버지: (딸의 눈치를 계속 살피며) ….

딸: (한숨) ….

무의미 발화가 계속되면 가족들은 무척 힘겨워합니다. 사랑하는 이의 말에 담긴 의미라고는 맥락에서 멀어진 언어의 껍데기뿐이니 혼란스러울 수밖에요. 하지만 저널리스트 룰루 밀러는 '혼돈'이

노화가 언어를 갉아먹지 않도록: 검사에 대한 두려움 없애기

지닌 의외의 힘을 강조합니다.* 혼돈이라는 막무가내의 힘이 우연찮게 인간을 창조했으며, 그것은 또한 언제라도 인간을 파괴할 힘을 지닌다고 말이지요. 무의미 발화는 장황하고 유창한 말에 깃든 혼돈이자 소통을 파괴하는 장벽일 수 있습니다. 그럼에도 그것이 지닌 의외의 힘, 즉 소통을 향한 무의식적(혹은 의식적) 시도를 간과해서는 안 됩니다. 이러한 시도(펜을 가리키거나 집으며 말하는 행동)를 그냥 지나친다면 단절의 벽은 점점 두꺼워져 갈 테니까요.

실어증의 또 다른 증상

실어증의 또 다른 증상으로 전보식 구어(telegraphic speech)가 있습니다. 오늘날과 같은 디지털 시대에 '전보'란 낯설기 짝이 없는 용어지요. 전보는 전기통신 설비를 이용해 알리고자 하는 정보를 문자로 신속히 보내는 근대적 통신 수단입니다. 전화나 우편과는 다른 방식이지요. 한국에서 전보 업무가 개시된 때가 1885년이니 오늘날의 문자메시지보다 훨씬 유구한 역사를 자랑합니다. 장문이냐 단문이냐에 따라 문자메시지 요금이 다르게 책정되듯, 전보 비용 역시 문자의 양에 달려 있습니다. 글자 수가 적을수록 비용이 적게 든다는 의미지요. 광주에 사는 동생 부부가 서울의 형에게 어머니의 병환 소식을 알리고자 할 때, 전화 보급률이 낮던 1960년대에는 어떻게

* 〈물고기는 존재하지 않는다〉, 룰루 밀러, 정지인 역,
곰출판(2021).

당신의 언어 나이는 몇 살입니까?

했을까요? 부리나케 우체국으로 달려갑니다. 그러고는 다음과 같이 전보를 치지요.

형, 어머니가 많이 위독하십니다. 조만간 병원으로 모실 생각이니 하루라도 빨리 광주로 내려오시기 바랍니다.

장문의 메시지를 본 아내가 화들짝 놀라며 재빨리 문장을 뜯어 고칩니다.

모친 위독 귀향 요망

이쯤 되면 '전보'란 수단의 메커니즘이 완벽히 이해되지 않나요? 전보식 구어도 같은 맥락입니다. 조사, 형태소, 어미 같은 문법적 기능어를 생략하고 명사나 동사 위주의 내용어로만 구성된 짧은 말이 '전보식 구어'입니다. 〈표 4〉의 사례 1은 표현 측면에서 전보식 구어가 나타납니다. '전보식'이란 요건이 충족되려면 우선 발화가 짧고 생략되는 말이 많아야 합니다. 이는 사례 1과 같은 브로카실어증에서 흔히 관찰되지요. 뇌 영역 중 말의 유창함 같은 표현 기능을 담당하는 '브로카영역(Broca's area)'의 손상에서 비롯된 명칭입니다. 이 영역이 손상되면 전달하려는 의도를 충분히 표현하지 못할뿐더러 음절 혹은 단어를 부적절하게 생략하거나 반복합니다. 당연히 말의

노화가 언어를 갉아먹지 않도록: 검사에 대한 두려움 없애기

길이가 짧아지지요.

　제가 만난 40대의 브로카실어증 환자 A는 유창하지 않은 언어를 하루빨리 극복해 직장으로 복귀하려는 의지가 강했습니다. 다음은 A와의 대화 내용입니다.

> **나:** (물 마시는 장면을 보여 주며) **아이가 뭘 하고 있나요?**
>
> **A:** 무… 물… 아니, 커어… 마시… 마셔.
>
> **나:** '○○을 ○○한다'로 얘기해 볼까요? (○○은 허밍으로 들려줌)
>
> **A:** 아, 무… 물 한다, 아니 물 한다.
>
> **나:** 무○. (○은 허밍으로 들려줌)
>
> **A:** 물… 무… 무를.
>
> **나:** 무를 마○○. (○○은 허밍으로 들려줌)
>
> **A:** 그거 그거 신다 마신다 물… 무를 신다… 무를 마신다!

　A의 말에는 일관된 오류 패턴이 있습니다. 즉 '물을'과 '마신다'로 구성된 목표 문장을 한번에 완성하지 못하고 일부('무/마시')나 대용어('그거/한다')로 표현한다는 점이지요. 목적격 조사와 어미를 덧붙여 온전한 두 어절의 문장이 완성되기까지 여러 번의 오류가 거듭됩니다. A의 바람대로 직장에 복귀해 동료들과 대화하는 장면을 상상해 봅시다. 말의 일부가 생략되고 대용어가 자주 등장하는 전보식 구어 때문에 원활한 소통이 어렵겠지요.

실어증이 매우 심하거나 언어의 전반적인 영역이 고루 손상된 경우 과연 재활을 통해 극복할 수 있을지 의문이 듭니다. 〈표 4〉의 사례 2는 모든 언어 기능이 떨어진 전반실어증의 예로, 각 영역마다 다양한 유형의 오류가 나타납니다. 그런데 예외적으로 '일부 자동발화(automatic speech)가 가능함'이라는 긍정적 문구가 발견됩니다. 용어에서 암시하듯 '자동적'으로 나오는 말을 뜻합니다. 여기에는 두 가지 전제가 있습니다. 이미 학습된 적이 있고 별도의 노력 없이 나온다는 점이지요. 이러한 자동발화로는 요일이나 계절 말하기, 1부터 10까지 숫자 세기 등이 대표적입니다. 따로 학습한 기억이 없어 '당연히' 알고 있다고 여길 수 있지만, 어디선가 혹은 누구에겐가 듣거나 배웠기 때문에 뇌에 저장된 지식이지요. 이와 대조적인 개념으로 '명제발화'가 있습니다. 지난 주말에 한 일, 학창 시절 수학여행, 이사를 위한 준비 사항 등 말로 표현하기 위해 별도의 처리 과정이 필요한 경우입니다. 예컨대 '월화수목금토일'은 자동적으로 단숨에 말할 수 있어도, 2년 전에 본 영화의 내용은 한참을 떠올려야 하지요.

실어증이어도 자동발화 기능이 남아 있으면 언어를 회복하는 데 청신호로 작용합니다. 뇌가 손상된 후 일정 시기까지는 자연적으로 회복되는 과정을 거칩니다. 이 시기에 재활을 시도하면 효과가 큰 이유도 이 때문이지요. 하지만 발병한 지 1~2년이 지나 만성 단계에 이르면 자연 회복이 더디고 언어를 되찾는 여정이 갈수록 늦춰집니다. 이때는 손상되지 않고 남아 있는 '잔존' 능력이 무엇인지 찾아내 활용하는 것이 회복의 관건입니다. 제 실어증 연구에 참여 중인 60대 할머니는 자동발화 능력이 부분적으로 남아 있는 전반실어증 환자입니다. 할머니의 자동발화는 언어 기능을 회복하는 데 여러모로 활용할 수 있었지요. 이를테면 다음과 같은 식입니다.

> 나: 주말 잘 보내셨어요?
>
> **할머니:** …(대답 없이 바라봄).
>
> 나: 지난번처럼 요일 한번 말씀해 보실래요?
>
> **할머니:** (약 5초 경과 후) 월화수목금토일.
>
> 나: 맨 마지막에 뭐라고 하셨어요?
>
> **할머니:** (약 5초 경과 후) 일, 토… 일.
>
> 나: 토요일, 일요일이요? 맞아요. 토요일, 일요일이
>   주말이지요. 주말에 뭐 하셨어요?
>
> **할머니:** 현주… 선생님… 얘기(현주: 손녀 이름, 선생님: 사위 직업).
>
> 나: 아, 주말에 손녀랑 사위분 만나셨구나. 반가우셨겠어요.
>
> **할머니:** 네네(고개를 끄덕이며 웃음).

'요일 → 주말 → 지난 주말의 사건' 순으로 말을 확장한 데는 잔존 능력인 자동발화의 공이 큽니다. 말하자면 자동발화(요일 말하기)를 명제발화(주말에 한 일)로 연결하는 전략이지요. 이처럼 자동발화는 손상된 언어 기능, 즉 이해와 표현을 회복하는 데 어느 정도 기여

할 수 있습니다.

　소설가 팀 오브라이언은 뇌와 몸에 자동 저장된 전쟁의 상흔을 곱씹으며 '잊지 않는다'는 것의 무게를 강조합니다.* 기억한다는 행위 자체가 언제나 그것을 '현재'로 만들기 때문이지요. 기억을 지탱하는 일이 '시작도 끝도 없는 작고 기이한 파편들'로 이루어졌기에 가능한 것인지도 모릅니다. 실어증은 우리 언어를 작고 기이한 파편으로 조각내 버립니다. 하지만 그 작고 기이한 언어 조각에 의지해 '소통'이란 탑을 쌓아올리는 일, 이것이 실어증을 겪는 이들의 '현재'가 아닐까요.

* 〈그들이 가지고 다닌 것들〉, 팀 오브라이언,
이승학 역, 섬과달(2020).

노화가 언어를 갉아먹지 않도록: 검사에 대한 두려움 없애기

슬기로움을 방해하는 불청객:
난청, 고립, 우울, 편견

앞서 소개한 신경 질환 외에 노년의 슬기로움을 방해하는 불청객은 적지 않습니다. 대표적인 불청객 중 하나는 노인성 난청입니다. 흔하디흔한 노년기 만성 질환인 관절염과 고혈압만큼이나 많이 겪는다고 하니, 노인의 언어생활을 좌우하는 복병일 수 있지요. 보건복지부에 공식적으로 등록된 청각장애인 중 65세 이상 노인의 비중이 60%를 훌쩍 넘습니다. 특히 양쪽 귀 모두에 어려움이 있는 양측성 난청은 나이가 10년씩 증가할 때마다 최대 3배까지 늘어난다고 합니다.

난청 노인과 대화하는 상대방은 두 가지 공통점을 보입니다. 자신도 모르게 목소리가 커진다는 것, 그리고 천천히 또박또박 말하게 된다는 것이지요. 무의식적인 반사 작용 같아도 여기에는 나름의 근거가 있습니다. 난청은 말소리의 음향 정보를 100% 받아들이지 못합니다. 정보 중 일부를 소실하기 때문에 말을 지각하고 알아듣는 데 쏟는 인지적 부담이 훨씬 커집니다. 정상 청력일 때는 별다른 소모 없이 처리되는 말에 난청인은 몇 배의 에너지를 들여야 하지요. 이렇게 되면 다른 정보를 처리하는 데 써야 할 인지 용량을 '말소리 지각'에 쏟아붓게 됩니다. 종국에는 인지와 언어 기능을 효율적으로 배분하기가 어려워집니다. 난청이 심할수록 치매로 발전할 가능성이 높은 이유도 바로 이 때문이지요.

신경심리학자 세스 S. 호로비츠는 자신의 50년 인생을 온통 '듣기'에 바쳐 왔다고 고백합니다.* 이를 통해 얻은 단 하나의 결론은 '듣는 것이 곧 그 사람이다'란 사실이지요. 소리를 통한 음향 자극이 뇌의 신경 활동을 증폭 또는 감소시키기 때문에 인간의 뇌와 마음은 언제나 음악이 흐르는 상태와 같다는 게 그의 설명입니다. 그런데 난청 때문에 음악이 끊기거나 왜곡된다면 어떨까요? 음악이 주는 기쁨을 굳이 떠올리지 않더라도 그것이 얼마나 삭막한 상태일지 충분히 짐작하고도 남습니다. 노인성 난청은 이렇게 언어생활을 방해하는 데 그치지 않고 개인의 삶을 좌지우지할 수 있습니다. 사회활동을 제한하는 것은 물론 대인기피증을 불러오기도 하지요. 고립감이 깊어져 우울증으로 발전하는 경우도 있습니다. 난청과 우울 모두 치매의 위험 인자임을 감안하면, 노년의 '온전한 듣기'가 얼마나 중요한지 절감하게 됩니다.

또 다른 불청객인 우울은 난청이나 고립과도 결부되기 때문에 더욱 예의 주시해야 합니다. 미국의 여성 운동가 엘리자베스 스탠턴은 인생의 가장 위대한 승리와 가장 끔찍한 비극, 그 한가운데를 '홀로' 걷는 것이 인간이라 말합니다. 월든 호숫가에서 홀로 지내며 생태학적 실험을 강행한 헨리 데이비드 소로는 악마만이 무리를 이루

* 〈소리의 과학〉, 세스 S. 호로비츠, 노태복 역,
에이도스(2017).

노화가 언어를 갉아먹지 않도록: 검사에 대한 두려움 없애기

어 어울릴 뿐 신도 인간도 오롯이 '혼자'임을 강조했지요. 이들의 말처럼 누군가와 함께하지 않고 홀로인 상태가 언제나 바람직한 걸까요? 승리와 비극 사이를 유영하고 숲속에서 생태학적 삶을 사는 일은 우울이나 고립이라기보다 '고독'에 가깝습니다. 사회 속으로 들어가기 전 숨을 고르고 스스로의 존재를 깨치는 데 필요한 쉼표의 시간인 셈이지요.

하지만 노인의 경우 이러한 '고독 예찬'에 좀 더 신중히 접근해야 합니다. 노인에게 숨 고르기나 쉼표의 시간이 필요치 않다는 의미는 아닙니다. 다만 노년의 특성상 의도치 않게 찾아오는 위험 요인을 최소화해야 한다는 뜻입니다. 예를 들어 노인은 사회적으로 고립되기 쉽고, 건강 문제 때문에 활동이나 소통이 제한될 수 있습니다. 이러한 상황은 자기 효능감에도 영향을 줍니다. 자기 효능감은 삶에 영향을 주는 스스로의 능력을 얼마나 신뢰하는가와 연관됩니다. 자신의 삶을 만족스럽게 가꿔 가는 데 필수지만 나이 들수록 감소하기 쉬운 감정이지요. 노년기는 그 어느 때보다 자기 효능감이 잘 발휘되어야 할 시기입니다. 노화로 언어생활이 순탄치 않을 때 변화에 적응하고 문제를 개선하려는 중재자 역할을 하는 것이 바로 자기 효능감이기 때문입니다. 노년에 자기 효능감이 잘 발휘될수록 우울과 같은 적신호를 잘 극복할 수 있습니다. 반면 제 역할을 다하지 못하면 신체적 건강과 소통 문제, 고립 등과 결부되면서 노년의 정신 건강을 해치기도 합니다.

이처럼 노인의 우울은 영향을 주고받는 요인이 매우 민감하고 복잡합니다. 무턱대고 노인을 부정적으로 보는 사회적 시선도 한몫합니다. 늙음에 대한 고정 관념과 차별, 과도한 책임감, 사회적 커뮤니케이션에서의 소외가 노년의 상황을 더 악화시킵니다. 젊은 층에 의존하는 사회·경제적 분위기 때문에 원인 모를 부채감마저 생깁니다. 이러한 부정적 인식은 어디서 비롯된 것일까요? 답을 찾기 위해 '인공지능 시대의 노화와 의사소통'이란 제 교양 수업에서 노인에 대한 인식을 물어보았습니다. 수강생들의 전공과 연령대(20~40대), 국적(한국 포함 아시아 국가)은 대체로 다양한 편이었지요.

① 과거나 현재에 노인과 만났거나 접촉했던 경험이 좋지 않았다.

② 주름, 질병 등 노인의 신체적 변화를 발견하면 두렵고 싫다.

③ 우리 사회는 나이에 매우 민감하다.

④ 젊은 층은 꼰대를 무조건 싫어한다. 나 자신도 꼰대가 될까 봐 두렵다.

⑤ 나이 든 사람은 TV, 영화, 신문 등 대중 매체에 잘 등장하지 않는다.

⑥ 노인은 컴퓨터, 소셜 네트워크, 인공지능 등 사회·문화적 변화에
   적응하기 어렵다.

개인적인 경험부터 사회·문화적 현상까지 광범위한 영향을 받아 편견이 형성되었음을 짐작할 수 있습니다. 노화에 대한 편견은

노인은 물론 나머지 세대에게도 전혀 이롭지 않습니다. 노인의 고립과 우울을 강화하고 소통과 삶의 질을 무한정 끌어내릴 소지가 큰 탓이지요. 이는 가족 구성원과 사회 전체를 병들게 하고 갖가지 부담을 초래합니다. 노화가 단지 개인이 아닌 사회적 책임의 문제인 이유도 바로 여기에 있습니다.

당신의 언어 나이는 몇 살입니까?

노화? 오히려 좋아!:
늙은 뇌의 보수 기능

'오히려 좋아'는 인터넷상에서 유행했던 말 중 하나지요. 예상치 못한 일이 닥쳐도 좌절하거나 슬퍼하지 말고 긍정적으로 보자는 뜻의 신조어입니다. 각박한 삶 속에서 스스로를 다독이고 합리화하려는 몸부림 같아 애잔한 마음도 들지만, 한편으로는 어떻게든 좋은 면을 부각해 버텨 보자는 명랑한 다짐처럼 느껴지기도 합니다. 제2차 세계대전의 포화 속에서 영국 작가 C. S. 루이스는 말합니다. 인간의 삶은 언제나 벼랑 끝에 놓여 있었고, 이러한 극도의 불확실성이야말로 인간의 기본 조건이라고. 노화와 죽음이란 자명한 진리 외에 인간에게 불확실하지 않은 일이 있을까요? 이렇게 된 이상 운명과도 같은 불확실성을 어떻게 대하는지가 중요하겠지요. 노화를 '오히려 좋아' 식으로 받아들이면 어떨까요? 나의 언어에 변화가 감지되었을 때, 검사에 대한 두려움과 싸울 때, 뜻하지 않은 진단에 당황스러울 때, 고립과 우울이 내 영혼을 잠식할 때 등등. 이 모든 위기의 순간에 일단 생각을 멈추고 크게 심호흡을 합시다. 그리고 이렇게 외쳐 보는 겁니다. "오히려 좋아!"

사실 말이 쉽지 막상 노화의 습격을 받으면 무턱대고 좋다고 외칠 수만은 없습니다. 노화를 긍정적으로 바라보고 변화에 적응할 수 있다는 제 주장에는 몇 가지 근거가 있습니다. 이른바 늙은 뇌의

'보수' 기능이지요.

인지 발달 단계

첫 번째 근거는 인간의 인지 발달 4단계에 바탕을 둡니다. 스위스 심리학자 장 피아제는 인간의 인지가 '① 감각운동기(0~2세) → ② 전조작기(2~7세) → ③ 구체적 조작기(7~11세) → ④ 형식적 조작기 (11~15세)' 등 네 단계를 거쳐 발달한다고 주장했지요. 감각운동기는 언어가 없고 사물을 자기중심적으로 바라보는 시기입니다. 이후 언어가 발달하는 전조작기를 거쳐 논리적 추리와 타인의 관점에 대한 이해를 갖추는 구체적 조작기에 이르지요. 마지막으로 추상적인 사물에 대해 논리적으로 사고할 수 있는 형식적 조작기에 다다르면 지적 능력이 최고봉에 오른 셈입니다.

그렇다면 성인이 된 우리는 모두 최고봉인 '형식적 조작기'에 도달한 걸까요? 정답은 '아니요'입니다. 실제로 네 번째 단계까지 이른 성인은 '구체적 조작기'에 도달한 수의 절반밖에 안 된다고 합니다. 이쯤에서 몇 가지 의문이 듭니다. 지적 수준의 최고봉에 도달하지 못한 나머지 절반은 추상적인 사고가 불가능한 것일까? 이들의 인지는 초보 수준의 추리력과 이해에만 머물러 있을까?

다행히도 이러한 의문을 불식시키는 대안적인 개념이 있습니다. 바로 '후형식적 사고(postformal thought)'입니다. 라보비-비에프, 페리 등이 주장한 것으로 인지 발달의 '유연성'을 강조하는 개념입니다. 인간의 사고는 나이가 들면서 점차 상대적인 것에 주목하게 되고 상황에 따라 유연하게 대처할 줄 안다는 거죠. 따라서 지적 수준이 최고봉에 이르지 못했더라도 연륜과 경험에 따라 얼마든지 슬기롭게 살아갈 수 있습니다. 하지만 우리의 지적 능력이 이처럼 역동적이어서 다행이라며 안도할 수만은 없습니다. 융통성 있고 실용적으로 사고하려면 지식을 지혜롭게 활용할 줄 알아야 하니까요. 최고의 지적 수준이 아니더라도 '인지적 퇴행'으로 전락하지 않고 지적 구조를 슬기롭게 '진보'시키는 길, 그것은 오직 쉼 없는 배움뿐입니다. 살아 있는 동안 부단히 익히고 경험하는 것만이 늙은 뇌의 보수 기능을 활성화할 수 있습니다.

결정성 지능

'오히려 좋아' 이론의 두 번째 근거는 **결정성 지능**(crystallized intelligence)입니다. '지능'이라 하면 흔히 유전적으로 물려받은 지능이나 IQ 같은 지수를 먼저 떠올립니다. 하지만 지능에는 대조적인 두 유형이 있습니다. 그중 하나가 바로 결정성 지능인데요. 교육이나 다양한 경험, 직업 생활, 문화, 지적 활동 등을 통해 축적한 지식과 기술에 바탕을 둔 지능을 뜻합니다. 이는 선천적인 '**유동성 지능**(fluid intelligence)'과 뚜렷이 구별됩니다. 우리가 무심코 지능이라 일컫는 것이 유동성 지능인 셈이지요. 유전적, 생물학적 요인에 기반하기 때문에 생애 초반에 급격히 발휘된 후 나이 들수록 쇠퇴하는 특성을 보입니다. 유동성 지능은 경험해 본 적 없는 낯선 상황이 닥쳤을 때 효율적으로 대처하도록 도와줍니다. 그런데 유동성 지능에는 커다란 맹점이 있습니다. 생애 초반에 두각을 나타내기 때문에 노화에 매우 취약하다는 점이지요. 질병이나 상해로 뇌가 손상된 경우에도 제 기능을 발휘하기 어렵습니다.

인간이 유동성 지능만 지녔다면 늙은 뇌의 휘청임을 견뎌 내기 힘들었을 겁니다. 다행히도 우리에게는 결정성 지능이 있습니다! 비교적 오랜 시간의 학습과 경험으로 쌓아 올린 지능이기에 좀처럼 무너지지 않지요. 특히 사전 지식에 바탕해 일상의 친숙한 문제를 해결할 때, 혹은 언어를 활용해 의사소통할 때 결정성 지능이 빛을 발합니다. 심지어 노화의 파고에도 크게 흔들리지 않지요. 평생에 걸쳐 꾸준히 단련할수록 더 견고해질 수 있습니다.

다큐멘터리 〈100인, 인간을 말하다〉에서는 이러한 유동성 지능을 직접 실험하는 모습이 그려집니다. 20대부터 60대 이상 노인까지 연령대별로 나뉜 팀원들이 '의자 조립하기' 미션을 수행하지요. 이때 단순한 조립이 아니라 목표에 이르는 과정에 초점을 둡니다. 먼저 팀원들과 몇 미터 떨어진 곳에서 조립 설명서를 보고 무전기로 전달하는 팀 대표가 있습니다. 팀원들은 무전을 듣고 설명하기, 내용을 해석하고 부속품에 적용하기, 직접 조립하기 등 역할을 나누어 움직입니다. 결과는 꽤 놀랍습니다. 60대 이상으로 구성된 노인 팀이 가장 빨리 의자를 조립하는 데 성공합니다. 그다음 순위가

20대 팀이란 점은 시사하는 바가 더욱 큽니다. 젊은 층의 지능과 수행을 앞지를 만큼 우세한 노인의 능력은 무엇일까요? 그것은 다름 아닌 결정성 지능과 원활한 의사소통입니다.

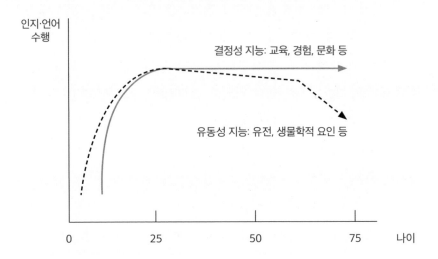

〈그림 1〉 나이에 따른 지능의 영향*

다큐멘터리 속 실험 결과를 뒷받침할 만한 증거 하나를 더 제시해 볼까요? 〈그림 1〉은 나이가 듦에 따라 두 유형의 지능이 인지-언어 수행에 어떻게 영향을 미치는지 보여 줍니다. 그래프의 좌측, 즉

• 'Normal cognitive changes in aging', Kaarin J. Anstey & Lee-Fay Low, 〈Australian Family Physician〉, 33(10), 783~778(2004).

노화가 언어를 갉아먹지 않도록: 검사에 대한 두려움 없애기

생애 초반에는 유동성 지능의 영향이 더 먼저 나타납니다. 이후 두 지능의 간극이 점점 좁아지다 20대 중반에 이르면 2개의 선이 거의 겹쳐지지요. 이 시기는 인간의 뇌 발달이 정점을 찍은 후 노화가 서서히 시작되는 분기점입니다. 결정성 지능과 유동성 지능의 영향이 본격적으로 차이를 보이는 때이기도 하지요. 유동성 지능은 30대 전후부터 점차 내리막길을 걷다 60대를 넘으면서 급격히 떨어집니다. 반면 결정성 지능은 이와 다릅니다. 20대 중반에 분기점을 지난 후 나이가 들어도 좀처럼 변화가 없습니다. 결정성 지능의 중요성, 이 그래프만으로도 충분히 느껴지지 않나요?

인지보존 능력

'오히려 좋아' 이론의 세 번째 근거로 '인지보존 능력'이 있습니다. 1장에서 소개한 바대로 우리 뇌의 신통방통한 능력 중 하나지요. 노화로 느슨해지고 끊어진 뇌 연결망을 보완해 언어와 인지 수행을 극대화하는 기능입니다. 재빠르고 정확하게 처리하지 못하는 늙은 뇌에 대처하기 위한 일종의 '비축' 기능입니다. 일상이나 업무에서 순발력이 부족하다고 느낀다면 이 문제를 어떻게 보완할까요? 가장 흔하면서도 효과적인 방법은 사전 준비를 꼼꼼히 하는 것입니다. 앞으로 일어날 사건과 갖가지 변수, 예상되는 결과에 대비해 필요한 자료와 계획을 미리 준비해 두면 당황할 일이 훨씬 줄어드는 법이지요. 인지보존 능력은 이러한 '사전 준비' 작업에 해당합니다.

101

언어와 인지를 효율적으로 처리하는 데 필요한 용량을 미리 비축해 두면 뇌의 노화를 어느 정도 보완할 수 있습니다.

그렇다면 인지보존 능력을 높일 수 있는 방법도 있을까요? 당연히 있습니다. 인지보존 능력을 좌우하는 요인은 다양한데, 그중 하나가 바로 '경험'입니다. 경험적 요인은 뇌 크기, 뉴런 수 같은 신경학적 측면과 달리 매우 능동적인 특성을 갖습니다. 교육이나 훈련, 직업, 인지 자극 활동, 사회적 교류 등이 대표적인 예지요. 교육의 경우 정규 교육을 받은 햇수도 중요하지만 성장기의 경험, 다양한 훈련 기회, 학습의 질도 영향을 미칩니다. 교육이란 빈 화병을 채우는 게 아니라 '불을 붙이는' 일이라는 중국 속담처럼, 지속적인 배움을 통해 노쇠해 가는 뇌에 불을 지피는 것이 중요합니다.

직업 요인에 대해서는 흔히 뇌를 많이 사용하는 정신노동을 떠올리기 쉬우나, 일에 대한 동기부여, 동료와의 상호작용, 근무 환경과 업무의 복잡성, 일을 지속한 기간 등도 큰 역할을 합니다. 지적 요구가 높은 전문직일수록 유리할 수 있겠지만, 그렇지 않은 경우라도 업무에 필요한 교육이나 직무 훈련, 태도와 환경 등이 인지보존 능력을 높여 주지요.

또 다른 경험 요인인 인지 자극 활동과 사회적 교류는 교육이나 직업에 비해 별도의 노력이 많이 요구됩니다. 정규 교육을 마쳤더라도 끊임없이 새로운 배움을 시도하고 독서나 심화 학습을 지속하는 사람일수록 인지보존 능력을 확보하는 데 유리하지요. 타인과의 교

노화가 언어를 갉아먹지 않도록: 검사에 대한 두려움 없애기

류를 통해 다양한 신체적, 정신적 활동을 즐기는 일도 마찬가지입니다. 따라서 인지자극 활동과 사회적 교류는 늙은 뇌를 보완하기 위한 노력으로서 매우 의미 있는 일입니다.

신경 가소성

'오히려 좋아' 이론의 마지막 근거는 신경 가소성(neuroplasticity)입니다. 이는 1장에서 늙은 뇌의 비밀 중 하나로 소개한 '뇌 가소성'과 유사한 개념이지요. 뇌가 지니고 있는 일종의 적응 능력을 의미하는데, 노화나 신경학적 질환 같은 변화 상황에서 뇌의 구조와 기능을 자체적으로 조절하는 기능이지요. 이해를 돕기 위해 '가소성'의 사전적 의미를 먼저 살펴보겠습니다.

① **물리학의 '가소성'**: 고체가 외부에서 탄성 한계 이상의 힘을 받아 형태가 바뀐 뒤 힘이 없어져도 본래의 모양으로 돌아가지 않는 성질

② **생물학의 '가소성'**: 어떤 유전자형의 발현이 특정한 환경 요인을 따라 특정 방향으로 변화하는 성질

③ **화학의 '열가소성'**: 가열하면 연화해 쉽게 변형되고 식히면 다시 굳는 성질

④ **지질학의 '가소성 토양'**: 점토 함량이 충분해 적당한 수분 조건에서 일정한 형태를 형성할 수 있는 토양

당신의 언어 나이는 몇 살입니까?

학문이나 활용 분야에 따라 가소성의 의미가 조금씩 다르지만 몇 가지 공통점이 존재합니다. '가소성'에 키워드를 달면 다음과 같지 않을까요.

#변화 #재형성 #환경 #적응

앞서 소개한 노년기 질환 중 뇌졸중을 기억하실 겁니다. 뇌졸중 같은 손상을 복구하는 과정 중 '자연 회복' 단계가 있습니다. 발병한 지 얼마 안 되었을 때 손상된 뇌 기능이 자연적으로 회복되는 과정입니다. 물론 회복의 정도와 속도는 다양할 수 있지요. 뇌가 손상되면 활동이 일순간 정지될 것 같지만 실은 그렇지 않습니다. 끊어진 신경 네트워크를 다시 연결하고 조직하기 위해 노력하는 시간이 있기 때문입니다. 전에 없던 네트워크를 새로 만들기도 하지요. 좌반구와 우반구도 서로 '전략적 제휴'를 합니다. 손상되기 전에는 관여하지 않던 다른 반구의 역할을 대신하는 거지요. 이러한 신경학적 보상 기능을 총괄하는 속성이 바로 '신경 가소성'입니다. 정상일 때는 억눌려 있던 활동이 뇌손상 후 활성화되거나, 손상되지 않은 신경들이 모여 새로운 네트워크를 이루는 기적이 일어나지요.

실어증으로 언어가 손상됐을 때 재활이 가능한 이유도 바로 여기에 있습니다. 발병 직후 자연 회복 단계에서 재활을 시도하면 시너지 효과가 더 커집니다. 신경 보상 활동이 활성화되도록 청각을

노화가 언어를 갉아먹지 않도록: 검사에 대한 두려움 없애기

자극하고 남아 있는 언어 기능을 최대한 촉진하니까요. 반대로 효율이 떨어지거나 엉뚱하게 처리되는 정보가 있을라치면 이를 최대한 억제하려 애씁니다. 이 같은 원리는 뇌손상뿐 아니라 노화에도 그대로 적용됩니다. 늙은 뇌의 기능을 만회해 주는 가소성이 있다니 보험을 든 것만큼이나 든든한 기분이 드네요.

노화는 피할 수 없습니다. 언젠가는 언어를 잠식하고 보이지 않는 세계로 잡아끌 수 있지요. 노화가 평온한 일상과 슬기로움을 방해할 때, 우리 뇌의 보수 기능에 기대어 한 번쯤 '오히려 좋아'를 외쳐 보면 어떨까요.

3.

슬기로운
언어생활자 되기:
증상별 대처법

+

시인 김소연의 '새벽'이라는 시에 이런 구절이 나옵니다.

> 너무 많이 사용한 말들이 실패를 향해 걷습니다
> 입을 다물 시간도 이미 지나쳐온 것 같아요*

시간 가는 줄 모르고 밤새 떠들다 동이 터 오는 것을 망연히 바라보던 시절이 떠오릅니다. 너무 많은 말을 쏟아 낸 하루가 후회스러워 이불 킥을 하던 새벽녘도 눈에 선합니다. 우리는 한평생 말을 하며 살아가지만 어떤 순간에는 침묵했어야 했다며 후회할 때가 많습니다. 역으로 그 순간 참지 말고 충분히 말했더라면, 주저하지 않고 정확히 표현했더라면 상황이 달라졌겠다 싶어 아쉽기도 합니다.

문학평론가 신형철은 우리에게 '이야기'가 필요한 이유를 〈안나

---

* '새벽', 〈수학자의 아침〉, 김소연, 문학과지성사(2013).

슬기로운 언어생활자 되기: 증상별 대처법

카레니나〉에 빗대어 설파하지요.** 이 세계에는 정치, 과학, 법률, 도덕 등 무수한 판단의 잣대로 포착할 수 없는 진실이란 게 존재하고, 이 같은 진실은 그러고자 노력할 때만 겨우 얻을 수 있다는 겁니다. 이것이 바로 외도를 하다 비극으로 생을 마감한 한 인간의 진실을 이해하고자 톨스토이가 '벽돌 책'을 써 내려간 이유라고 말입니다. 우리가 언어생활을 하는 것도 마찬가지 아닐까요. 사랑하는 이의 마음에 닿고 싶어서, 타인이 낯선 행동을 하는 이유를 알고 싶어서, 무엇보다 '나 자신'을 말함으로써 이해받고 사랑받기를 원해서가 아닐는지요. 우리에게는 지나치게 많은 말을 해서 후회하는 밤도 있고, 주저주저하다 타이밍을 놓쳐 버린 말 때문에 통탄하는 새벽도 있습니다. 톨스토이의 벽돌 책만큼은 아니지만 우리 가슴속에도 저마다 언어에 실어 전하고픈 대하드라마가 있습니다. 이것을 내 의지대로 말하고 쓸 수 있다면 그야말로 행복한 일일 겁니다. 이해받고 싶은 만큼 정확히 표현하며 사랑받고 싶은 만큼 마음을 전하는 일이 뜻대로 되지 않는 순간, 우리는 덜컥 두려움을 느낍니다. 유창함과 날카로움으로 무장하던, 혹은 그러기를 소망하던 젊은 날의 언어는 이렇게 노쇠해 가지요. 불가피한 변화 앞에서 흔들리지 않으려면 어떻게 해야 할까요? 거칠 것 없던 젊은 날의 언어로 돌아가길 꿈꾸기보다 달라진 나를 세세히 들여다보고 유연하게 대처하는 것

** 〈정확한 사랑의 실험〉, 신형철, 마음산책(2014).

이 현명하지 않을까요? 여기서는 언어의 변화에 맞선 '세세하고도 유연한' 대처법이 무엇인지 알아보려고 합니다.

입속에 맴도는 단어,
그 참을 수 없는 무거움

나이가 들면서 의지와 상관없이 말을 얼버무릴 때가 많아집니다. '그게 뭐였지? 이럴 때 딱 맞는 말이 있는데…' 같은 읊조림이 어느새 일상이 되고 맙니다. 일명 '설단(tip-of-the-tongue)' 현상은 노인 언어의 대표적인 특징 중 하나입니다. 말이 혀끝에서만 맴돈다는 뜻으로, 특정 단어나 내용이 바로 생각나지 않고 입안에서만 빙빙 돌아 제 때 표현되지 못하는 현상이지요. 연관된 단어를 몇 차례 반복하고 나서야 비로소 목표 단어가 나옵니다. 마지막까지 떠오르지 않다가 한참 지나서야 '아, 그때 그 단어가 바로 이거였어!'라며 뒷북을 칠 수도 있지요. 어찌 되었든 대화의 자연스러운 흐름을 막는 것은 물론 갑자기 분위기가 싸늘해지는 '갑분싸'의 주범이 되기도 합니다.

　이러한 현상은 어휘와 그 의미 간의 연결이 원활하지 않아 발생하는 문제로 어휘-의미 오류라 통칭합니다. 제대로 연결되지 않거나 아예 단절되기 때문에 말에 오작동이 생길 수밖에 없지요. 인간의 뇌는 신경세포와 그들 간의 연결로 정교하게 짜여 있습니다. 최근 들어 인간의 뇌세포를 닮은 인공 시냅스가 속속 개발 중이라고 합니다. 신경세포 간의 연결 부위인 시냅스를 인간의 뇌와 유사하게 장착했다면 한층 업그레이드된 인공지능을 상상해 볼 수 있습니다. 아니나 다를까 인공 시냅스로 무장한 인공지능의 학습 정확도는 무

당신의 언어 나이는 몇 살입니까?

려 90%에 이른다고 하네요. 이렇듯 '연결' 기능은 우리의 학습 능력을 좌우하는 키워드입니다. 늙은 뇌의 의미 네트워크가 헐거워지면서 각종 어휘-의미 오류가 늘어나는 것도 당연한 결과지요.

<u>그거</u> 있잖아, <u>그거</u>. 저번 주에 먹었던 <u>거</u>. <u>약간 맵고 푸짐했던 그거</u> 말이야.

지난주에 먹은 특정 음식을 떠올리려 애쓰는 상황이네요. 문장은 '그거(그것)'나 '거(것)'와 같은 대명사로 점철되어 있습니다. '약간 맵고 푸짐했던'처럼 에두르는 표현도 보입니다. 문장만 봐도 잔뜩 찡그린 채 답답해하는 모습이 그려집니다. 입에서는 단어 조각들이 맴돌고 엉뚱한 말이 튀어나오지요. 노인과 대화하다 보면 흔히 맞닥뜨리는 상황입니다. 제 연구에 참여 중인 78세 할머니도 별반 다르지 않지요.

나: 가족분들이랑 여름휴가 가 보신 적 있으시죠? 떠나기 전에 무슨 준비를 해야 하지요?

할머니: 휴가 갈 땐 짐을 꼼꼼히 챙겨야지. 수영복이랑 선글라스랑, <u>그 뭐냐</u>, 수건, <u>그 그 있잖아</u>, <u>바르는 거</u>랑, <u>그거</u>, <u>머리에 하는</u>, <u>아 맞다</u>, 모자, 그리고 또….

초반까지만 해도 할머니의 대답에 거침이 없습니다. 하지만 수영복과 선글라스를 끝으로 오류가 시작되지요. 수건부터는 어휘와 의미가 뒤죽박죽인 상태가 됩니다. 시간을 벌기 위해 불필요한 삽입어(그 뭐냐/있잖아/아 맞다)를 끼워 넣습니다. '그리고 또…'처럼 대놓고 시간 끌기 전략을 쓰기도 하지요. 대명사(그그/그거)와 에두르기(바르는 거/머리에 하는)를 거쳐야만 목표 단어가 나오는 전형적인 '낱말찾기 어려움'도 보입니다. 노인뿐 아니라 출산 직후 여성이나 30~40대 중년층도 이름이 바로바로 떠오르지 않는 증상을 호소합니다. 2장에서 살펴본 주관적 호소와 경도인지장애, 치매 증상에서도 단연 두드러지는 증상이 이름대기장애였지요. 그만큼 언어의 어휘-의미 측면은 노화나 신경학적 질환 같은 변화에 매우 민감합니다.

어휘-의미 네트워크가 필요한 또 다른 영역으로 '단어 정의'가 있습니다. 무언가의 명칭을 떠올리는 일은 일상에서 흔하지만, 단어를 정의하는 상황이 있을까 의구심이 들지 모르겠네요. 그러나 우리는 일상에서 의외로 자주 '정의하기'를 시도합니다. 일례로 연인 사이의 흔한 말다툼을 떠올려 봅시다. 상대방의 거슬리는 행동을 지적하며 "너답게 행동해!"라 쏘아붙이면 "대체 나다운 게 뭔데?"로 응수하기 마련이지요. "이건 사랑이 아니라고!"란 투정에는 "그럼 사랑이 뭐라고 생각해?"라 되묻습니다. "사랑에 빠진 게 죄는 아니잖아!"란 드라마 속 대사는 '사랑에 빠진다는 건 무엇인가'와 '죄란 무엇인가'로 시작해 궁극에는 '사랑이란 대체 무엇인가'로 귀결된

당신의 언어 나이는 몇 살입니까?

다는 점에서 제법 심오한 '정의하기'에 해당합니다. 감정이 격화되어 말꼬리 잡듯 오가는 대화일 수 있지만 언제든 튀어나올 수 있는 반사적 발화이기도 합니다. 따라서 단어 정의하기는 우리에게 꽤 익숙한 대화 방식이지요.

기존의 인식을 바꿔야 하거나 이미 알던 개념을 진지하게 성찰할 필요가 있을 때도 어김없이 정의 내리기가 시도됩니다. 이 경우에는 반사적 발화보다 훨씬 적극적인 사고 수단이 됩니다. 마이클 샌델의 '정의란 무엇인가', 셸리 케이건의 '죽음이란 무엇인가', 김영민의 '추석이란 무엇인가' 등의 화두가 던져질 때 사회·문화적 성찰을 불러일으킨 예가 있지요.

이렇듯 무언가를 정의하려면 주어진 단어의 개념과 속성을 명확히 이해하고 그 범주 안에서 문장으로 적절히 표현할 줄 알아야 합니다. 그런데 나이가 들거나 신경학적 변화가 일어나면 이 과정이 힘들어집니다. 뇌 속 의미 네트워크에는 단어와 그 의미가 저장되어 있는데, 뇌가 늙으면 단어와 의미를 빠르고 정확하게 연결하지 못하는 탓이지요. 마치 달리는 지하철 속 와이파이 같달까요. 연결하는 속도와 정확도가 떨어지면 접속은 한없이 더뎌지고 원하는 정보를 얻기가 어렵습니다. 단어를 정의할 때도 마찬가지입니다. 핵심 개념을 추리지 못하고 중요하지 않은 부수적 의미만 늘어놓기 일쑤지요. 개념 자체가 흐려지거나 정보의 일부만 표현하기 때문에 의도치 않게 본질이 왜곡되기도 합니다.

슬기로운 언어생활자 되기: 증상별 대처법

이쯤 되면 노년의 어휘-의미 오류를 숙명으로 받아들여야 하나 걱정이 앞섭니다. 늙어 가는 뇌의 '연결' 문제를 보완할 방법은 없는 걸까요? 단어를 떠올리려 애쓰지 않고 핵심 의미에 쉽게 접근하는 방법은 무엇일까요?

의미 네트워크를 강화하는
세 가지 방법

오류를 줄이려는 노력의 출발점은 스스로에 대한 해묵은 시선을 거두고 현상을 직시하는 것입니다. '머리 좋아지는 약'이나 '치매 안 걸리는 족집게 비법' 같은 건 없으니까요. 영아기의 옹알이, 돌 전후의 첫 낱말(주로 '엄마'나 '아빠')과 폭발하듯 늘어나는 어휘 목록(하루 평균 5~9개 단어), 그리고 두세 개씩 단어를 조합해 만드는 문장까지. 이토록 눈물겨운 발달 과정을 떠올리면 뇌 속 의미 네트워크가 쉽게 만들어지지 않았음을 절감하게 됩니다. 노화로 느슨해진 네트워크를 촘촘히 엮는 데는 지난한 발달 과정 이상의 노력이 필요합니다. 마치 50년 이상 된 한옥을 현대식으로 리모델링하는 수고와 같달까요.

단어 짝 찾기: '나는 솔로' 게임

제가 제안하는 첫 번째 리모델링법은 '나는 솔로' 게임입니다. 〈나는 솔로〉는 싱글 남녀들이 기필코 '짝'을 찾겠다며 의지를 불태우는 예능 프로그램이지요. '나는 솔로' 게임 역시 솔로 남녀의 절박한 짝 찾기처럼 단어의 '짝'을 필사적으로 채워 넣는 훈련입니다. 어휘-의미 오류를 개선하기 위한 기초 단계에 해당하지요. 명사, 동사, 형용사 등 다양한 유형의 단어를 사용하고, 단어 짝은 서로 반대말, 비숫한 말, 관련 있는 말 등으로 묶입니다. 이들의 예를 들어 보겠습니다.

① 여름과 ○○, ○○과 의자
② 아빠는 남자, 엄마는 ○○
③ 하늘은 파랗고 구름은 ○○○, 토끼는 ○○○ 거북이는 느리다
④ 밤말은 쥐가 듣고 낮말은 ○가 듣는다, 가는 말이 고와야 ○○ 말이 곱다
⑤ 연필과 지우개는 학용품이고 침대와 책장은 ○○이다

'나는 솔로' 게임은 일상에서 시시때때로 시도할 수 있습니다. 할머니와 손녀가 식사를 하다 불쑥 "숟가락과 ○○○"을 외치거나 부부끼리 산책하며 "장미는 빨갛고 개나리는 ○○○"라 주고받을 수 있지요. 단어를 말하지 못할 경우 음절 수에 맞춰 빈칸 부분을 허밍으로 들려주면 자연스레 힌트가 됩니다. 둘만 아는 에피소드로 구성할 수도 있습니다. 예를 들어 함께 본 TV 프로그램을 두고 "신사와 ○○○", "유재석과 ○○○" 식으로 연습하면 효과적입니다. 각자의 전문 분야나 직업, 취미 활동에서 소재를 찾아도 좋습니다.

단어 연상하기: '싸이월드' 게임
두 번째 방법으로 '싸이월드' 게임을 제안합니다. 싸이월드 미니홈

당신의 언어 나이는 몇 살입니까?

피가 서비스를 재개하면서 한동안 묻혀 있던 개인의 추억이 소환되었지요. 지난 시절의 일기며 사진, 동영상을 보고 손발이 오그라드는 건 왜일까요? 고교 단짝과 찍은 굴욕 사진이 학창 시절의 희로애락을 떠오르게 하니까요. 술 취한 밤 써 내려간 절절한 글귀가 고단했던 과거의 터널을 불러오기도 하고요. '싸이월드' 게임은 바로 이러한 연상 기법에 바탕을 둡니다. 연상하려는 범주를 먼저 정한 다음 그에 해당하는 단어를 줄줄이 나열하는 방식이지요. 범주는 무궁무진합니다. 특정 장소에 가면 볼 수 있는 것, 의미가 비슷한 단어, 특정 글자로 시작하는 말 등등. 예를 들면 다음과 같습니다.

① 편의점에서 살 수 있는 물건 말하기
② 붉은 계열의 색깔 이름 말하기
③ '기쁘다'와 비슷한 느낌의 단어 말하기
④ 역대 대통령 이름 말하기
⑤ '사' 자로 시작하는(끝나는) 단어 말하기
⑥ 끝말잇기

'싸이월드' 게임을 처음 시작할 때는 제한 시간을 두지 않고 자유롭게 시도합니다. 그러다 '3분 → 1분 → 30초' 등으로 시간적 압박을 가하면 의미 네트워크를 활성화하는 데 도움이 됩니다. 예컨대 '옷장 속에 있는 옷 색깔'을 30초 안에 빨리 말하도록 하는 식이지요. 상대방과 주고받으며 번갈아 말하는 것도 가능합니다. '캠핑 갈 때 챙길 물건'을 아버지와 아들이 핑퐁 게임 하듯 말할 수 있지요. 제한 시간과 단어 수를 두고 목표를 설정하면 더 효과적입니다. 30초에 10개 혹은 1분에 20개 달성하기, 일주일에 30개씩 연습하기 등의 목표는 부담 없이 실천하기 좋습니다.

여섯 가지 예시 중 가장 친숙한 것이 끝말잇기입니다. 장소와 시간에 구애받지 않고 연습하기에 끝말잇기만 한 게 없지요. 이는 예시 ⑤에서 확장된 형태인데, '가방 → 방송 → 송아지 → 지구'처럼 단어의 마지막 음절이 뒤이을 단어의 첫 음절이 되도록 반복하는 게임입니다. 제 딸아이가 한창 말놀이에 빠져 있던 시기에 저희 가족의 자투리 시간은 온통 끝말잇기에 할애되었지요. 이동하는 차 안에서, 주문을 기다리는 식당에서, 버스 정류장에서, 심지어 수영장 탈의실에서까지 "시작!"이란 구호와 함께 끝말잇기가 오가곤 했습니다. 비단 말을 배우는 아이에게만 국한되는 풍경은 아닙니다. 어휘 네트워크에 접속하고픈 이라면 누구라도 스스럼없이 동참할 수 있는 훈련이니까요. 노인은 더 말할 것도 없습니다. 노년의 자투리 시간을 모두 끝말잇기에 할애한대도 아깝지 않을 정도입니다.

단어의 핵심-부수 의미 말하기: '본캐 부캐' 게임

마지막으로 제안하는 방법은 '본캐 부캐' 게임입니다. '본캐'와 '부캐'는 컴퓨터 게임에서 유래된 용어지요. 하나의 캐릭터(본캐)를 만들어 게임을 진행하다 레벨이 올라가면서 다른 캐릭터(부캐)를 추가하는 식입니다. 요즘에는 평소와 다른 새로운 자아를 신규 캐릭터로 만들어 활동하는 것을 의미합니다. 개그맨 유재석은 트로트 가수 유산슬, 혼성 그룹 멤버 유드래곤, 요리사 닭터유 같은 여러 부캐로 활동합니다. 직장인이란 본캐에 밴드 기타리스트란 부캐를 더해 바쁜 나날을 보내는 지인도 있습니다. '본캐 부캐' 게임은 본캐가 지닌 본질적, 핵심적 의미와 부캐의 주변적, 부수적 의미에서 착안한 방안입니다. 게임 절차는 대략 이렇습니다.

① 단어 하나를 제시한다. (예: 지갑)

② 본캐 하나를 말한다. (예: 돈이나 신분증을 보관한다.)

③ 부캐 하나를 말한다. (예: 가죽으로 만든다.)

④ 앞서 말하지 않은 본캐 하나를 추가한다. (예: 외출할 때 들고 다닌다.)

⑤ 앞서 말하지 않은 부캐 하나를 추가한다. (예: 보통 네모난 모양이다.)

⑥ ⑤를 2~5회 반복한다. (예: 얇고 길다, 여러 칸으로 나뉜다.)

지갑의 핵심 의미로 '돈과 신분증 등을 넣어 두고 휴대한다'란 본캐가 언급되어 있습니다. 부수 의미에 해당하는 부캐에는 제품의 소재(가죽)와 모양(네모) 등이 포함됩니다. 부캐로서 '얇은 물건을 여러 개 넣는다', '크기가 작다' 정도가 추가될 수 있습니다. 짐작한 대로 '본캐 부캐' 게임은 단어 정의 능력을 기르는 훈련이지요. 제시된

슬기로운 언어생활자 되기: 증상별 대처법

단어의 핵심 개념과 부수 의미를 구분 지어 말함으로써 의미적 속성을 이해하고 도출하는 데 목표를 두지요. 상대방과 짝을 지어 하나씩 번갈아 말해 볼 수도 있습니다. 구체적인 사물일수록 정의하기가 수월하지만, 추상적인 단어로도 연습이 가능합니다. 행복, 설렘, 추억, 여행 같은 단어는 개념을 떠올리는 일이 어렵지만은 않지요. 최근 딸아이의 학교에 상담하러 갔다가 담임선생님이 건네신 글을 보고 무척이나 놀랐던 기억이 납니다.

> **선생님의 제시 글:** 내가 늙으면 (　　　　　　　　　　　)
>
> **딸아이가 채운 글:** 내가 늙으면 (산다는 게 무엇인지 답을 알 수 있을까?)

고작 10년을 살아 본 아이도 삶이 무엇인지 정의 내리고픈 마음이 드나 봅니다. 딴에는 생각해 볼수록 잘 모르겠다는 뜻인지도 모르지요. '삶'이나 '믿음'처럼 핵심 의미와 부수 의미를 추리기 어려운 고난도 단어도 있습니다. 그럼에도 다양한 유형으로 '본캐 부캐' 훈련을 계속한다면 뇌 속 의미 네트워크가 훨씬 견고해지지 않을까요?

이장욱은 시 '일관된 생애'에서 어제의 옷을 입고 오늘의 외출을 하는 우리가 잊지 않고 떠올리는 무언가에 대해 노래합니다.˙ 그건 아마도 영원이 아니라서 가능한 일상의 소중함이거나, 안온한

˙ '일관된 생애', 〈영원이 아니라서 가능한〉, 이장욱, 문학과지성사(2016).

당신의 언어 나이는 몇 살입니까?

오늘에 대한 소망 같은 것일지 모릅니다. 오늘 입은 옷은 어제와 같을지라도 '나'라는 오늘은 엄연히 어제와 다릅니다. 한 폭의 그림 속에 어우러질 무언가가 오늘 하나 더 채워지니까요. 색깔이 잘못 칠해지고 세세한 부분이 빠지기도 합니다. 그러니 쉼 없이 마무리 작업을 해야 합니다. 노쇠해 가는 뇌의 의미 네트워크를 보완하는 일도 이러한 '쉼 없는 작업'과 같달까요. 수많은 단어와 의미, 표현되거나 표현되지 않은 갖가지 경험치를 끌어모아 전체 그림을 완성할 그날까지 말입니다.

의미 네트워크 강화를 위한 꿀팁

1. '나는 솔로' 게임: 단어 짝 찾기(반대말, 비슷한 말, 관련 있는 말)
2. '싸이월드' 게임: 단어 연상하기(범주 정해 말하기, 끝말잇기)
3. '본캐 부캐' 게임: 단어의 핵심-부수 의미 말하기(단어 정의하기)

슬기로운 언어생활자 되기: 증상별 대처법

삼천포로 빠지는 언어

인도의 고전 언어인 산스크리트어에 '사마르(samar)'란 단어가 있습니다. 해가 저문 다음에도 한참 동안 두런두런 이야기를 나누는 행위를 뜻하지요. '저녁의 대화' 정도로 번역되지만, 사마르에 담긴 치유적 의미는 충분히 담아낼 수 없는 듯합니다. 네덜란드어 '헤젤리흐(gezellig)'는 친목이나 사교라는 단순한 개념 외에 사랑하는 이들과 함께하는 시간이 불러오는 즐겁고 안온한 감각으로 확장됩니다. 생각만으로도 흐뭇한 미소가 지어지는 단어들이지요. 사마르와 헤젤리흐를 즐기기 위해서는 공통된 전제 조건이 있습니다. 서로의 담소가 '물 흐르듯' 자연스러워야 한다는 점이지요. 누군가 이야기를 시작하면 무언가에 홀린 듯 끊임없이 대화가 이어집니다. 도중에 말을 자르거나 주제를 뜬금없이 전환하면 물 흐르듯 흘러가는 대화란 성사되기 어렵습니다.

상대방과 대화를 주고받고 무언가를 이야기로 표현하는 일이 더 이상 자연스럽지 않게 되는 때가 있습니다. 이 때문에 사랑하는 이들과의 시간이 더 이상 즐겁지 않을 수 있지요. 그 주범 가운데 하나가 바로 노화입니다. 대화하기, 상황 설명하기, 설득하기, 전달하기, 주장하기 등은 모두 특정 주제나 맥락 아래 이루어지는 말하기 방식입니다. '담화(discourse)'라 불리는 이 양식들은 언어의 사회적 기능에 기초합니다. 사회 속에서 언어가 어떻게 사용되는지에

당신의 언어 나이는 몇 살입니까?

중점을 두므로 '화용언어'에 해당합니다.

대화 도중 상대방의 반응을 살피고 그에 맞게 응수하는 일, 업무의 요지를 잘 파악해 상사에게 보고하는 일, 접촉 사고의 전후 맥락을 설명하는 일 등등. 이러한 상황에는 나름의 규칙이 있습니다. 사회적으로 허용 가능하고 앞뒤 맥락에 부합하며 적절한 문법과 유창함을 갖추어 말해야 하지요. 그러려면 앞서 살펴본 어휘-의미 네트워크가 제대로 작동해야 합니다. 게다가 주의력, 작업기억, 고차원적 인지 같은 능력이 뒷받침되어야 하지요. 연구마다 이견이 있지만 대체로 나이가 들수록 담화 능력이 떨어진다고 알려져 있습니다. 특히 70대 중반을 기점으로 급격히 악화일로를 걷는다고 합니다. 늙은 뇌 때문에 어휘-의미 오류가 잦은 데다 인지 기능이 제대로 받쳐 주지 못하는 탓이지요.

노화에 취약한 언어와 인지 기능을 복합적으로 반영하는 만큼, 노인의 담화는 갖가지 오류로 가득합니다. 중요한 정보를 빠뜨리거나 불필요한 내용을 덧붙이기 일쑤지요. 정보에 대한 민감도가 떨어지기 때문에 우선순위를 가려내거나 불필요한 것을 구분하기 어려워집니다. 이것의 영향으로 내용의 순서가 뒤섞이기도 합니다. 주요 정보를 누락시키고 나중에야 덧붙이는 식이지요. 판단력이 떨어지면서 효율적이고 적절한 표현이 어려워집니다. 결정적인 것은 주제를 일관되게 유지하지 못해 자꾸만 삼천포로 빠진다는 점입니다. '추석'이란 주제로 얘기하다 20년 전 시집살이, 막내아들 가을 운동회, 지난주 건강 검진, 내일 저녁 가족 모임 등 다른 주제로 여러 번 이탈하는 식이지요. 원래의 주제와 연관성(추석 → 가을 → 운동회)이 있는 듯하다 방향이 영 어긋나 버리기도 합니다(건강 검진 → 가족 모임).

전체적으로 말이 장황해지는 일도 흔합니다. 예를 들어 추석 얘기를 하다 여러 번 주제에서 이탈하고 난 다음 다시 처음의 에피소드를 반복합니다. 이 경우 상대방은 '저건 아까 했던 얘긴데 언제 끝나려나?'라며 지루해합니다. 이런 일이 두세 번 거듭될수록 '지금 당장 대화를 끝내고파!'란 마음뿐이지요. 상대방의 지루한 표정과 시큰둥한 반응에도 아랑곳하지 않고 신나게 떠든다면 '사회적 의사소통'에 적신호로 작용합니다. 대화를 끝내고 싶다는 시그널을 읽어내지 못한다면 언어생활의 사회적 규칙을 망각한 것이니까요. 노인과의 대화를 부담스러워하고 가급적 소통을 피하려는 사회적 경향도 이와 맞닿아 있습니다.

있잖아, 그러니까, 거시기, 그거

스스로 의식하든 아니든 간에, 노인이 담화를 표현할 때 사용하는 몇 가지 전략이 있습니다. 그중 하나가 '지연 전략'인데요. 말할 내용이 생각나지 않을 때, 주제를 이탈했다 원래의 주제로 돌아오기 어려울 때, 맥락에서 벗어나지 않으려 애쓸 때 시도하는 '쉬어 가기'가 바로 지연 전략입니다. 삽입어(예: 그러니까, 있잖아), 반복어(예: 저저저, 말하자면 말이지 말하자면), 음소 연장(예: 그으으건, 저어어어번에) 등이 주

당신의 언어 나이는 몇 살입니까?

로 활용됩니다. 단점은 유창함을 떨어뜨려 대화의 자연스러운 흐름을 방해한다는 점이지요.

또 다른 전략으로 '두루뭉술하게 표현하기'가 있습니다. 전반적인 내용이 두루뭉술하고 포괄적인 단어를 자주 사용하는 방식입니다. '하다'는 여러 상황에 웬만하면 들어맞는 동사입니다. 전라도 방언인 '거시기허다, 거시기시럽다'도 유사한 경우지요. '그런 거, 이렇게, 좀 그렇다' 등도 자주 활용됩니다. 이 같은 표현이 많을수록 소통의 흐름이 깨지고 맙니다. 포괄적인 단어를 사용하면 상대방이 정확히 알아듣지 못해 소통이 어긋나지요. 구체적이지 않은 언어일수록 해석의 여지가 많기 때문에 오해가 쌓이기 쉽습니다.

〈표 5〉는 제 초고령층 연구에 참여 중인 82세 할머니와 나눈 대화입니다. 이를 살펴보면 사회적 의사소통이 어긋나는 지점을 확인할 수 있습니다.

〈표 5〉 82세 노인의 담화 예시

나: 요즘 컴퓨터 수업 들으신다면서요. 어떠세요?

할머니: 어렵지요, 뭐. 처음엔 더 그랬는데 지금은 좀 낫죠.
　　　 갈수록 배울 게 많아져요.

나: 맞아요. 특히 어떤 게 재미있으세요?

할머니: 아, 그거, 왜 편지, 메일 메일, 이메일 보내는 거 엄청 재밌던데요. 손주한테도 보내고 아들한테도 보내 봤는데 다들 깜짝 놀라더라고요. 그거 있잖아요, 핸드폰, 핸드폰으로도 똑같이 보낼 수 있던데, 그게, 컴퓨터 화면이랑 똑같이 나오고요. 한번은 미국에서 공부하는 손녀한테 보냈더니 저번 학기에 장학금도 받았다는데, 거기서 한다던데 그그, 왜 있잖아요. 공부 더 하려고 하는 거요.

▶ 장황함, 주제 이탈, 지연 전략, 두루뭉술하게 표현하기, 어휘-의미 오류(에두르기)

나: 대학원이요?

할머니: 맞아요 맞아요. 그거 가서도 장학금 받고 전공이 그 뭐더라, 뇌 그런 건데 요즘엔 그게 그렇게 인기 좋대요. 그 바둑 했던 사람 있잖아요 이세돌. 로봇 같은 거랑 대결해서 진 거요. 나도 그때 텔레비전 봤죠. 우리 아들도 어릴 때 바둑을 엄청 좋아해서.

▶ 주제 이탈, 지연 전략, 두루뭉술하게 표현하기, 어휘-의미 오류(낱말찾기 어려움)

당신의 언어 나이는 몇 살입니까?

나: 저희가 원래 얘기하던 게 뭐였죠? 기억나세요?

할머니: (질문 무시함) 바둑으로 나가려나 했는데. 고등학교 3학년 때인가 담임 선생님이 수학 담당이었는데….

▶ 사회적 의사소통 저하, 주제 이탈

　　사랑하는 이들과 일상을 공유하고 사회적 역할을 다하는 데 담화가 빠질 수 없습니다. "잠깐 얘기 좀 합시다!", "자초지종을 설명해 보시죠", "특별한 이유가 있나요?" 등 일상에서 대화와 설명이 필요한 순간은 꽤 많습니다. 이때 상대방의 응답이 시원치 않거나 앞뒤가 안 맞으면 다시 요청하기, 화내기, 답답해하기, 소통 포기하기 중 하나로 반응하게 됩니다. 상대방이 만약 노인이라면? 삼천포로 빠지거나 장황하기 짝이 없는 대화를 계속해야 한다면? 아마도 함께하는 시간이 편치만은 않을 겁니다. 가족이라면 버럭 화를 낼 수도 있지요. 혹은 불안과 걱정이 앞서기도 합니다. 어떻게 하면 소통의 즐거움을 되찾을 수 있을까요?

　슬기로운 언어생활자 되기: 증상별 대처법

담화 능력을 기르는
다섯 가지 방법

소설가 아고타 크리스토프는 소련군을 피해 헝가리와 오스트리아 국경을 넘은 경험을 자신의 에세이에 소개합니다.* 월경 안내인이 이끄는 10명 남짓의 무리 속에서 남편과 어린 딸, 가방 2개와 함께 어둠을 헤쳐 간 경험은 쉽게 겪을 수 없는 일이기에 상상하기조차 어렵습니다. 간간이 들려왔을 총소리만이 그들의 공포를 짐작케 할 뿐이지요. 그런데 짐 가방에 챙겨 넣었다는 물건이 사뭇 놀랍습니다. 젖병과 기저귀, 아기 옷 사이에 깊숙이 끼워 넣은 것은 다름 아닌 '사전들'이기 때문이죠. 오늘날과 같은 온라인형은 아닐 테니 두꺼운 벽돌 사전임에 틀림없습니다. 국경을 넘는 이에게 그 무게와 부피는 실로 큰 부담일 텐데, 굳이 사전 여러 권을 챙겨 넣은 이유가 뭘까요? 월경 이후의 언어생활이 호락호락하지 않으리란 예감 때문 아닐까요. 언어를 생존만큼이나 절박한 문제로 여겼다는 데서 전시의 혼돈과 공포를 조금이나마 짐작할 수 있습니다.

누군가에게는 생존의 문제이기도 한 언어를 물 흐르듯 주고받으려면 어떻게 해야 할까요? 삼천포로 빠지는 노인의 언어를 훈련할 방법은 다양합니다.

* 〈문맹〉, 아고타 크리스토프, 백수린 역,
한겨레출판(2018).

논리적으로 말하기: '육하원칙' 게임

첫 번째로 '육하원칙' 게임을 제안합니다. 육하원칙은 신문 기사처럼 사실을 논리적으로 전하는 글에 반드시 담아야 할 여섯 가지 요소지요. 일상에서는 남에게 들은 말을 옮길 때, 정황을 설명할 때, 누군가를 설득할 때 주로 필요합니다. 요즘 유행하는 '요요요' 주의 보도 육하원칙과 유사한 면이 있습니다. MZ 세대 기업 문화 중 하나인 '3요'는 자신에게 업무가 주어질 때 '이걸요? 제가요? 왜요?'로 반문하는 경향을 뜻합니다. 선배 직장인들은 이 같은 질문에 당황하지 않으려고 3요 교육을 별도로 받는다고 합니다. '이걸요?'는 지시받은 업무의 정확한 내용과 목적을, '제가요?'는 해당 업무를 자신이 수행해야 할 근거를, '왜요?'는 업무를 해야 할 이유, 필요성, 기대 효과를 요구하는 질문인데요. 이들을 일일이 설명하는 데 익숙지 않은 기성세대에게는 별도의 훈련이 필요하다는 겁니다.

비단 직장뿐일까요? MZ 세대와 연관되지 않더라도 '이걸요? 제가요? 왜요?'에 제대로 응답하려면 훈련이 필요할 수 있습니다. 특히 노인에게는 더더욱 그렇습니다. '3요'를 확장해 '누가, 언제, 어디서, 무엇을, 어떻게, 왜'의 육하원칙으로 나아가면 담화를 풍요롭게 하는 데 도움이 됩니다. 구체적인 사례를 들어 보겠습니다.

딸: 아까 무슨 통화를 그렇게 오래 했어요?

어머니: 네 막내 외삼촌인데, 요즘 많이 힘든가 봐.

딸: 외삼촌이 왜요? 육하원칙으로 말해 줘요.

어머니: 외숙모가 주말에 북한산으로 등산을 갔는데,
떨어뜨린 물통을 주우려다 비탈길에서 넘어졌다는 거야.
그래서 발목을 삐끗했대. 네 삼촌이 혼자서 늦둥이들
돌보느라 엄청 힘든가 봐.

'육하원칙' 게임 역시 일상생활에서 언제든지 시도할 수 있습니다. 위 사례는 외삼촌이 왜 힘든가(늦둥이들 돌보느라)에 대해 누가(외숙모), 언제(주말), 어디서(북한산), 무엇을(떨어뜨린 물통), 어떻게(주우려다 비탈길에 넘어져 발목을 삐끗함)로 명확히 표현합니다. 이 게임은 말하기와 글쓰기 모두에 적용할 수 있습니다. 온라인 채팅방, 일지나 일기, 이메일 등을 활용하기도 하지요.

주제에 맞게 말하기: '쇼미더머니' 게임

담화 능력을 기르는 두 번째 방법으로 '쇼미더머니' 게임이 있습니다. 〈쇼미더머니(Show Me The Money)〉는 10년 넘게 장수하는 TV 오디션 프로그램입니다. 속사포처럼 쏟아 내는 날카로운 랩 가사, 상대방을 제압하는 디스 배틀(랩을 통해 서로를 비난하는 행위)은 프로그램 안팎에서 자주 회자되곤 합니다. 참가자들은 매번 주어지는 주제에 맞게 유려한 솜씨로 가사를 전달해야 하지요. 앞뒤가 맞지 않거나 어딘지 어설프면 여지없이 공격 대상이 되어 탈락하고 맙니다. 여

당신의 언어 나이는 몇 살입니까?

기에 착안한 것이 '쇼미더머니' 게임입니다. 일반적인 노래 길이처럼 3분의 제한 시간을 두고 매번 다른 주제를 말하도록 합니다. 주제에서 벗어나거나 잠시라도 주저해 흐름이 끊기면 가차 없이 상대방에게 기회를 빼앗깁니다. 예컨대 아버지와 아들이 라이벌이 되어 3분 말하기를 시도합니다. 아버지의 말이 주제를 벗어나거나 장황해질라치면 아들이 곧바로 기회를 가져갑니다. 활용 가능한 주제는 무궁무진합니다. 감염병 대처법, 제주도 여행지, 대통령 선거, 동네 산책길, 쇼핑 목록 등등.

순서대로 설명하기: '유튜버' 게임

세 번째로 제안하는 방법은 '유튜버' 게임입니다. 유튜브에는 온갖 종류의 영상 콘텐츠가 있지요. 저의 경우 무언가를 처음 시도할 때나 세부 절차에 관한 조언이 필요할 때 주로 애용합니다. 최근에 구독한 영상 주제는 필라테스, 홈 트레이닝, 수채화 그리기, 텃밭 가꾸기, 전자 바이올린 연주하기, 집 짓기 등이지요. 나름의 전문가 혹은 전문가를 자처하는 아마추어가 영상과 함께 차근차근 설명해 주면 혼자서도 못할 게 없으리란 자신감이 충만해집니다. '유튜버' 게임은 어떤 일의 절차나 방법을 마치 영상처럼 세세히 설명하는 훈련입니다. 영상을 대체하는 말하기랄까요. 시각적 효과를 따라갈 수는 없지만 영상을 보여 주듯 명확하고 상세히 표현하는 훈련으로는 제격입니다. 김장하기, 베란다에서 대파 키우기, 결혼식 사회 보기,

요가 동작 등 절차가 요구되는 주제로 시도합니다. 순서에 어긋나는 말을 하면 경고나 벌칙을 부여합니다. 결혼식의 경우 '친구들이 모여 사진을 촬영한다 → 주례자가 주례사를 읽어 준다' 순으로 말하면 오류겠지요.

저 역시 일상에서 '유튜버' 게임을 자주 활용합니다. 특히 말의 순서가 뒤바뀌면 상대방에게 상처를 줄 수 있는 상황에서 이 게임을 떠올리곤 하지요. 예컨대 수업에서 발표하는 학생에게 피드백을 줄 때 부족한 점이 보이더라도 다음과 같은 순서를 지키려 애씁니다.

① 발표 내용을 간략히 요약해 준다.

② 잘한 점에 대해 구체적으로, 최대한 많이 칭찬한다.

③ 아쉬운 점을 언급하되, '부족하다, 틀렸다'가 아닌 '조금 아쉽다, 보완하면 훨씬 좋겠다' 등의 부드러운 용어를 사용한다.

④ 발표에 대한 노고를 칭찬하고('고생했다, 노력한 시간이 느껴진다'), ② 중 한두 가지를 다시 강조하며 마무리한다.

이 과정에서 잘한 점과 아쉬운 점의 비율은 5대 3 정도로 유지하는 것이 좋습니다. 둘 다 언급했어도 아쉬운 점이 더 많다고 느끼면 칭찬받은 사실을 잊고 마니까요. 칭찬을 한번 더 각인시키려면 단계 ④가 중요합니다. 무엇보다 과정 전반에 걸쳐 단어를 신중히

당신의 언어 나이는 몇 살입니까?

선택해야 합니다. 아쉬운 부분을 '단점, 부족하다, 못했다, 틀렸다, 고작' 등의 말로 표현하면 거부감이 먼저 들어 진심 어린 조언으로 받아들이기 어렵습니다. 마지막 단계에서 노고를 칭찬해야 하는 이유도 같은 맥락이지요. '과제니까 당연히 해야 한다'란 뉘앙스보다는 성실히 완수하고 노력한 데 대한 감사와 독려를 전하면 피드백을 거부감 없이 받아들일 수 있습니다.

피드백 4단계는 아이의 서툰 성과물(예: 숲속에 덩그러니 놓인 토끼 그림, 괴상한 레고 블록 모형)에 대한 감상을 말할 때도 유용합니다. 동료의 개인 사정(예: 이직, 결혼, 해외 파견)으로 함께하던 일정이 갑작스레 틀어질 때도 서운함보다는 차분히 4단계를 떠올리지요. 물론 생각대로 안 될 때가 많습니다. 하지만 후회하고 반성하다 보면 조금이라도 나아갈 수 있지 않을까요. 늘 사소한 것에서 실패하고 스스로에게 죄의식을 자초해 상처를 남기기도 하지만, 이 또한 연습과 훈련이 되어 주니 참 다행입니다. '유튜버' 게임의 핵심도 여기에 있습니다. 단순히 절차를 설명하기보다 사회적 맥락과 소통을 고려하는 게 중요합니다. 순서대로 표현해야 한다는 조급함 대신 상대방의 상황과 마음에 주목하는 일, 이것이 '유튜버' 게임의 진정한 목표입니다.

핵심 내용 요약하기: '우영우' 게임

네 번째로는 '우영우' 게임이 있습니다. 드라마 〈이상한 변호사 우영우〉의 주인공 우영우는 변론이 위기에 봉착할 때마다 번뜩이는 묘

슬기로운 언어생활자 되기: 증상별 대처법

안을 찾아냅니다. 그녀의 묘안을 자세히 들여다보면 지나치게 기발하다거나 현실감 없는 천재성에 기반한 것이 아닙니다. 법 조항이라는 '사실'에 기초하되 남들이 주목하지 않던 핵심, 그리고 갖가지 해석 중 무심코 간과했던 내용이 그녀의 묘안이 되지요. 이것을 법정에서 전달하는 방식도 매우 명쾌합니다. 법적 사실의 요지를 간파해 논리적으로 해석한 다음 죄목에 조목조목 적용하기 때문입니다. 이는 말이나 글의 요점을 파악해 간추리는 행위인 '요약하기'의 정석이지요. 담화 능력을 기르는 데 요약하기만큼 최적화된 훈련은 없습니다.

'우영우' 게임에는 언론 기사, 드라마 줄거리, 회의 안건 등 광범위한 일상 주제가 활용됩니다. 게임의 규칙은 핵심 내용을 간결하고 명확하게 간추리는 것입니다. 부수적인 정보, 지나치게 세세한 내용, 추가로 덧붙인 개인적 견해나 감정은 최대한 배제해야 합니다. 예를 들어 학부모 회의의 안건을 요약할 때 참석자 개개인의 건의 사항이나 교장 선생님의 인상착의를 언급한다면 적절치 않겠지요. 요약해서 쓰기도 도움이 됩니다. 저는 온라인 채팅방을 활용해 아버지와 노래 가사 요약하기를 시도한 적이 있습니다. 격일 또는 일주일 단위로 기한을 정한 다음, 좋아하는 노래의 가사를 요약해 채팅방에 올리는 방식이지요. 이처럼 좋아하는 취미나 관심사를 반영하면 동기를 부여하는 데 훨씬 효과적입니다.

시각 자료 설명하기: '먹방' 게임

마지막으로 제안하는 방법은 '먹방' 게임입니다. 지난 수년간 지상파 TV와 유튜브, 소셜 네트워크를 주름잡은 콘텐츠는 단연 '먹방(먹는 방송)'입니다. 먹방을 보는 이유는 사람마다 다릅니다. 혼자 밥 먹을 때 외로움을 달래 주고, 대리 만족을 통해 식욕을 잠재우기도 합니다. 요리에 도전하거나 맛집 기행을 떠나고픈 의욕도 불태우게 해주지요. 이 모든 것이 가능한 이유는 음식의 화려함, 맛있게 먹는 모습, 먹는 이의 행복한 표정을 눈으로 직접 확인하기 때문입니다. 시각은 매우 독보적인 감각 중 하나지요. 눈을 통한 시각적 경험은 언어로도 풍부하게 표현될 수 있습니다. 이 같은 경험은 사고 능력에도 중요한 역할을 합니다. 후각이나 미각의 경험을 말할 때 코와 입, 음식 이미지를 떠올리는 것만 봐도 알 수 있지요. 눈에 보이는 사물을 다른 것으로 대체하면 소리마저 다르게 들립니다. 인간의 감각은 상당 부분 서로 연결되어 있기 때문이지요.* 이것은 당연하게도 언어와 사유로 이어집니다. '먹방' 게임은 시각이라는 신통방통한 감각을 곧장 언어로 연결하는 훈련입니다.

'먹방' 게임을 위한 시각 자료로는 각종 그림과 사진, 포토 기사, 동영상, 실제 풍경 등을 사용합니다. 연구실에서 만난 83세 할아버지는 새 사진을 찍는 취미가 있습니다. 저를 비롯해 새에 문외한인

* 〈일상 감각 연구소〉, 찰스 스펜스, 우아영 역,
어크로스(2022).

경우 할아버지의 사진을 보고 구체적으로 표현할 말이 별로 없지요. '부리가 길다, 털이 하얗다, 다리가 가늘고 짧다' 등이 전부입니다. 하지만 할아버지는 다릅니다. 다음은 할아버지가 직접 촬영한 사진을 보며 설명하기를 시도한 예입니다.

작년에 출사 나가 찍은 건데 여기가 시화호거든, 서해안 시화호. 도요새들 지나가네. 갯벌이 있으니 먹이도 많고 좋지 뭐. 그래서 얘네들이 모이는 거지. 여기 오른쪽에 떼로 있는 애들이 민물도요야. 우리나라엔 도요가 서른여섯인가 일곱 종 있다던데, 나도 다는 못 봤지. 얘네들 너무 작아 보이나? 20센티미터 정도 될걸. 몸통 쪽은 거무튀튀한데 배 쪽은 하얘. 이거 봐 봐. 이뻐, 아주 이뻐. 더 이쁜 종들 많지. 한 5년 됐나, 낙동강 갔을 때 넓적부리도요를 봤는데. 아 참, 요즘엔 진짜 드문 애들이야. 잘 못 봐. 요 중간에 있는 애가 넓적부리도요 같기도 하고. 부리 부분이 좀 다르지? 전에 신문 보니까 멸종 위기라나. 전 세계에 천 마리도 안 남았다니까 말 다 했지. 이런 게 어디 한둘인가. 맘이 너무 안 좋지. 신나서 개발할 땐 좋았지. 지금 이렇게 다 사라지잖아. 얘네들만 불쌍하지 뭐.

'먹방' 게임에서 흔히 범하는 오류는 시각 자료를 보고 연상되는 내용을 무한정 추가하는 것입니다. 할아버지의 설명을 자세히 살펴

137

보면 사진 속 새와 연관되는 내용도 있지만, 개인적 견해와 경험, 상식과 객관적 정보, 감정이 다수 포함되어 있습니다(밑줄 부분). 풍경(시화호, 도요새)과 새의 생김새(거무튀튀함, 부리가 다름) 외에는 모두 규칙에서 벗어나는 것들이지요. 밑줄 친 부분은 '도요새'를 주제로 한 '쇼미더머니' 게임에서 훈련하기에 적합합니다. 야유회 기념사진을 설명하면서 지난해 연봉 협상을 언급하면 안 되겠지요. 장애인 시위 관련 포토 기사를 묘사하다 정권에 대한 불만이나 20년 전 시위 현장을 덧붙이면 규칙 위반입니다.

삼천포로 빠지지 않기 위한 다섯 가지 담화 훈련을 순서대로 또는 번갈아 가며 시행하면 좋습니다. 예를 들어 한 주는 매일 다른 주제로 '우영우' 게임을, 다음 한 주는 '유튜버' 게임을 훈련합니다. 혹은 월요일 '육하원칙', 화요일 '쇼미더머니', 수요일 '먹방' 게임 식으로 요일을 정해 시행해도 됩니다. 가족이나 지인과 함께 연습하면 소통을 개선하는 데 도움을 주지요. 게임 규칙을 어길 때마다 소소한 벌칙(예: 옐로카드, 설거지, 소원 쿠폰, 벌금)을 부여하면 재미와 동기를 더해 줍니다. 혼자 연습하더라도 쓰기 노트, 온라인 채팅방이나 이메일, 녹음 등을 활용해 누군가와 공유하면 효과적이지요.

독일의 시인이자 극작가 볼프강 보르헤르트는 삶을 이해할 수 없고 삶 안에서 이해받지 못해 사랑하는 이들과 계속 어긋나는 슬품을 소통의 어긋남이자 외로움의 근원이라 했지요.* 나 자신과 사랑하는 이를 이해하는 것은 상상 이상의 노력과 소통을 요하는 일입니다. 섣달그믐날이 오면 정해진 것 없는 세상 속 '정해진' 일들**을 다시금 떠올리듯, 우리에게는 또 다른 일상과 생의 규칙이 상시 대기 중입니다. 나이와 함께 찾아오는 신호를 무심코 지나치지 않는다면 '정해진 일들'이 피할 수 없는 숙명이 되지만은 않을 겁니다. 어쩌면 냉이꽃 핀 울타리***를 발견한 어느 봄날과도 같은 기쁨이 되어 줄지도요.

담화 기능 강화를 위한 꿀팁

1. '육하원칙' 게임: 육하원칙 넣어 논리적으로 말하기
2. '쇼미더머니' 게임: 주제에 맞게 3분간 말하기
3. '유튜버' 게임: 순서대로 설명하기(절차나 방법 말하기)
4. '우영우' 게임: 간결하고 명확하게 핵심 내용 요약하기
5. '먹방' 게임: 시각 자료 설명하기(그림, 사진, 포토 기사, 동영상, 실제 풍경 묘사하기)

---

* '내일 쓸 나무', 〈사랑스러운 푸른 잿빛 밤〉, 볼프강 보르헤르트, 박규호 역, 문학과지성사(2020).
** 이하라 사이카쿠의 하이쿠, 〈백만 광년의 고독 속에서 한 줄의 시를 읽다〉, 류시화, 53쪽, 연금술사(2014).
*** 마쓰오 바쇼의 하이쿠, 〈백만 광년의 고독 속에서 한 줄의 시를 읽다〉, 류시화, 56쪽, 연금술사(2014).

당신의 언어 나이는 몇 살입니까?

4.

명랑한
활자 탐험가 되기

＋

루이스 세풀베다의 〈연애 소설 읽는 노인〉에는 황폐해져 가는 아마존을 가슴 아프게 지켜보는 노인이 등장합니다.* 자연의 질서를 흩뜨리는 인간의 잔혹함 앞에 힘없이 늙어 가는 자신을 목도하는 것에 고통스러워하지요. 그러던 그가 문뜩 깨달은 사실이 하나 있습니다. 쓸 줄은 몰라도 '읽을' 줄은 안다는 것! 이제 그가 '감행'한 일은 무엇일까요? 방문 의사가 1년에 두 번씩 가져다주는 연애 소설을 책장이 닳도록 읽고 또 읽는 일입니다. 인간의 야만성마저 잊게 하는, 이 세상 가장 아름다운 언어로 쓰인 소설 말입니다. 노인의 숲 속 오두막은 어느새 세상을 향한 탐험의 출발지가 됩니다.

소설 속 노인에게 '읽는 행위'란 어떤 의미였을까요. 노년의 무료함을 달래는 킬링 타임용이나 단순한 오락거리만은 아닌 듯합니다. 인간의 어리석음에 대한 애처로운 경고이자 삶의 돌파구를 향한 무언의 외침이랄까요. 응급의학과 전문의 남궁인은 세상을 온전히 구

• 〈연애 소설 읽는 노인〉, 루이스 세풀베다, 정창 역,
열린책들(2009).

축하는 것은 다름 아닌 '활자'라며 치하합니다.** 활자의 존재 자체가 인간의 축복이니 이 세상 모든 활자는 버릴 게 없다는 설명까지 덧붙이면서요. 이런 관점에서 읽기 행위는 '보물찾기'와도 같습니다. 언어라는 보석을 빌려 곳곳에 숨겨진 의미와 재미를 좇는 은혜로운 과정이니까요.

무엇보다 읽기는 노화 단계에 충만한 은혜로움을 베풀 수 있습니다. 다만 나름의 노력과 훈련이 필요하지요. 여기서는 늙은 뇌를 자극하는 읽기 전략에 대해 알아보겠습니다.

** 〈차라리 재미라도 없든가〉, 남궁인, 난다(2017).

읽기의 은혜로움을 좇아

읽기는 우리 뇌에서 어떻게 작동할까요? 단순하게는 '① 글자를 본다 → ② 뇌로 들어온다 → ③ 의미를 이해한다 → ④ 소리로 나온다' 정도의 도식이 그려집니다. 소리 내서 읽지 않는 경우 ③에서 그치거나, 말소리 대신 마음속으로 읊조립니다. 여러 번 읽어도 뜻이 이해되지 않을 때, 문맥이 어색한지 점검할 때도 종종 소리 내서 읽기를 시도하지요. 사실 뇌에서 '읽기'가 처리되는 과정은 이보다 더 복잡합니다. 읽기가 이루어지려면 삼박자가 맞아야 하기 때문이지요. 즉 글자의 시각적 속성, 단어와 문장의 의미를 이해하는 어휘적 속성, 소리로 산출하는 음운적 속성이란 삼박자가 조화롭게 어우러져야 합니다. 예를 들어 '커피'란 단어를 읽는다면 먼저 'ㅋ, ㅓ, ㅍ, ㅣ', '커, 피' 등 글자의 시각적 정보를 인식합니다. 그리고 나서 '커피 가루를 끓인 물에 타서 마시는 차'라는 의미를 떠올리지요. 그리고 마지막으로 /커피/라고 발음합니다. 말하자면 '커피'의 시각적 정보를 해독해 의미와 음운이라는 언어로 연결하는 행위가 바로 읽기입니다. 삼박자가 협연해 읽기라는 오케스트라를 이루는 경로는 크게 세 가지입니다.

〈어휘-의미 경로〉

① 글자를 시각적으로 분석한다 → ② 시각 입력 어휘집(lexicon)으로 이동한다 ↔ ③ 의미 시스템으로 이동한다 ↔ ④ 음운 출력 어휘집으로 이동한다 → ⑤ 음소 단계로 이동한다 → 말로 산출한다

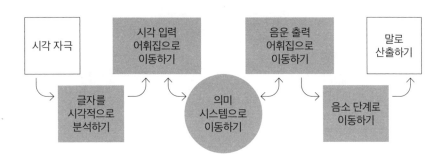

〈어휘-비의미 경로〉

① 글자를 시각적으로 분석한다 → ② 시각 입력 어휘집으로 이동한다 → ③ 음운 출력 어휘집으로 이동한다 → ④ 음소 단계로 이동한다 → ⑤ 말로 산출한다

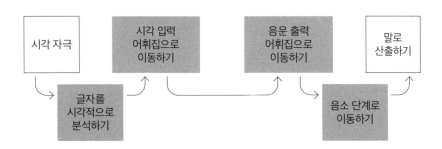

당신의 언어 나이는 몇 살입니까?

〈음운 경로〉

① 글자를 시각적으로 분석한다 → ② 자소(문자의 최소 단위)가 음소로 전환된다 → ③ 음소 단계로 이동한다 → ④ 말로 산출한다

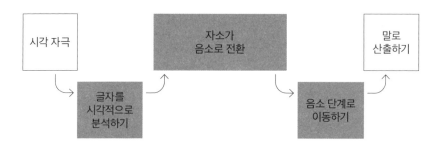

    세 경로는 모두 '시각적 분석'이라는 단계에서 시작합니다. 글자를 인식하고 그것의 외형적 정보를 분석하지요. 글자체, 자모음 위치, 언어 유형(예: 한국어 vs. 영어) 같은 시공간적 요소를 면밀히 파악하는 단계입니다. '어휘-의미 경로'와 '어휘-비의미 경로'는 뇌에 이미 저장되어 있는 글자를 읽을 때 활성화됩니다. 장기기억의 일부로서 뇌 속 어휘 저장소인 어휘집에 단어가 이미 들어 있다는 뜻이지요. 두 경로의 차이는 단어의 의미가 모호한지 아닌지에 달려 있습니다. 예컨대 종이에 '차'라는 글자가 쓰여 있습니다. 글자를 보고 사람마다 다른 의미를 떠올릴 겁니다. 교통수단? 마시는 음료? 차수? 발로 찬다? 이처럼 글자는 같지만 여러 의미를 동시에 갖는 동음이의어는 해당 의미가 무엇일지 생각할 시간이 필요합니다. 그래서 '의

    명랑한 활자 탐험가 되기

미 시스템'을 거치는 '어휘-의미 경로'로 처리되지요.

'어휘-비의미 경로'는 어떨까요? 동음이의어처럼 여러 의미로 해석될 여지가 없는, 모호하지 않은 단어를 읽을 때 활성화됩니다. 책상, 안경, 시계 같은 단어는 모호성이 전혀 없으니 번거롭게 의미 시스템을 거칠 필요가 없지요. '어휘-의미 경로'에서 혹시 쌍방향 화살표를 발견하셨나요? 이 경우는 앞뒤 단계끼리 서로 오갈 수 있다는 뜻입니다. 예를 들어 시각 입력 어휘집을 거친 단어(예: '배')가 의미 시스템을 탐색하다가(과일? 교통수단?) 다시 어휘집(배!)으로 돌아가기도 합니다.

또 다른 읽기 과정인 '음운 경로'는 앞선 두 경로와 확연히 차이가 납니다. '어휘집'이라는 중간 단계가 없어 훨씬 단출합니다. 읽으려는 단어를 자주 접해 보지 않았거나 실제 사용한 경험이 없어 생소할 때 활성화되지요. 아무렇게나 조합된 비단어(세상에 없는 단어)도 이에 해당합니다. 글자를 시각적으로 분석한 다음 곧바로 음운으로 전환해 읽을 채비를 합니다. 글자 자체를 그저 소리 내서 읽을 뿐 해독할 수 없기 때문에 의미 시스템이 필요 없지요.

'심심한 사과'의 교훈

읽기 경로와 관련해 일대 혼란을 불러온 사건이 하나 있었습니다. 바로 '심심한 사과' 논란입니다. 2022년 한 온라인 카페에서 올린 '심심한 사과를 드립니다'란 문구에서 촉발된 것인데요. 이 글에 달린 부정적인 댓글들 때문에 저를 포함한 많은 이들이 화들짝 놀라고 말았지요. 주요 댓글은 다음과 같습니다.

① 심심한 사과? 난 하나도 안 심심하다.
② 심심한 사과 때문에 더 화난다. 꼭 '심심한'이라고 적어야 했나?
③ 어느 회사가 사과문에 심심한 사과를 주냐?
④ 제대로 된 사과도 아니고 무슨 심심한 사과?
⑤ 앞으로 공지 글은 생각 있는 사람이 올리는 게 어떨까.

이들이 '심심한'이란 단어를 읽었을 때 활성화되었을 경로는 두 가지로 예측할 수 있습니다. 하나는 '어휘-의미 경로'로, 동음이의어인 '심심하다'의 의미를 '마음의 표현 정도가 매우 깊고 간절하다'가 아닌 '하는 일이 없어 지루하고 재미가 없다'로 해독한 것이지요. 이 경우 '심심하다'의 두 의미 모두 뇌 어휘집에 저장되어 있지만 시스템에서 잘못 인출돼 버린 셈입니다. 또 다른 하나는 '마음의 표현 정도가 매우 깊고 간절하다'는 의미의 '심심하다'를 접해 보거나 사용한 적이 한번도 없어 '음운 경로'가 작동했을 가능성입니다. 이들의 어휘집에는 '하는 일이 없어 지루하고 재미가 없다' 외에 다른 의미가 저장되어 있지 않기 때문에 그저 생소한 단어(세상에 없는 비단어)에 불과했던 거지요.

물론 이 논란은 뇌의 읽기 경로라는 신경학적 해석만으로 충분치 않습니다. 실제로도 단순한 해프닝에 그치지 않고 갖가지 후폭풍을 몰고 왔지요. '진심으로 사과한다'로 친절하게 수정된 사과문, MZ 세대의 문해력 논란, 신구 세대 간의 책임 공방, 타인에 대한 무례한 태도와 확증 편향의 문제, 국립국어원장의 국정감사 출석까지. 결코 심심하게 끝나지 않은 '심심한 사과' 논란은 굵직한 사회적 파장을 일으켰습니다.

읽기 경로상의 혼선을 차치하더라도, 이 논란을 통해 우리는 두 가지 교훈을 얻을 수 있습니다. 읽는 행위의 기본은 타인의 말에 귀를 기울이고 이해하고자 노력하는 '경청'에 있다는 것, 다른 세계를 상상하고 공감하기 위해 끊임없이 읽기를 '시도'해야 한다는 것! 이 교훈은 늙은 뇌에도 예외 없이 적용됩니다. 주의가 산만해지고 기억에서 멀어진대도 우리는 글을 보고 해석하고 소리 내는 일을 멈춰서는 절대 안 됩니다. 읽기 경로를 쉼 없이 자극해 뇌의 네트워크를 강화해야 합니다. 이제 읽기 경로를 활성화하는 일상 속 전략을 구체적으로 알아보겠습니다.

읽기 경로를 활성화하는
다섯 가지 방법

1장에서 뇌가 어떻게 늙어 가는지 살펴본 바 있습니다. 늙은 뇌는 읽기를 가능케 하는 세 경로 모두에서 효율이 떨어집니다. 예를 들면 나이가 들수록 글의 의미를 단번에 이해하지 못해 여러 번 곱씹게 됩니다. 독서 시간이 차츰 길어지는 이유지요. 게다가 읽기를 돕는 언어와 인지 기능도 제대로 뒷받침되지 않습니다. 읽기는 다른 행위에 비해 많은 주의력이 필요합니다. 청각과 시각 자극에 주의를 기울여야 의미를 해독할 수 있지요. 젊은 층은 주의를 방해하는 요소가 있어도 이를 무시하고 집중력을 유지할 수 있습니다. 하지만 노인은 다릅니다. 방해 요인을 물리치기가 수월치 않지요. 글꼴을 지각하는 능력도 떨어집니다. 그렇다고 마냥 두고 보지만은 않습니다. 훼방꾼을 물리치려고 나름대로 노력하기도 합니다. 단어와 문장의 의미를 알아내고 문법 요소를 연결해 보고자 애를 쓰는 것이지요. 문제는 이러한 눈물겨운 노력 때문에 처리 시간이 더 오래 걸린다는 점입니다. 결과적으로 읽는 속도와 이해력이 모두 떨어지고 맙니다. 읽은 내용을 제대로 파악하지 못하고 정보를 왜곡하기도 하지요. 그나마 다행인 점은 소리 내서 읽기, 즉 음독 능력은 대체로 보존된다는 사실입니다. 이는 노화와 신경학적 질환에 비교적 덜 민감하다고 알려져 있습니다. 실제로 알츠하이머형 치매 후기까지도

명랑한 활자 탐험가 되기

음독 능력이 유지된다는 보고가 있을 정도지요.

이쯤에서 선택할 수 있는 것은 둘 중 하나입니다. 늙은 뇌의 운명을 방치할 것인가, 아니면 읽기 경로를 끊임없이 자극해 방해꾼을 물리칠 것인가? 후자를 택할 경우 보너스가 추가됩니다. 바로 뇌의 보수 기능인 '인지보존 능력'과 '신경 가소성'입니다. 2장에서 살펴봤듯이 이들은 뇌가 온전히 기능하지 못할 때 상처를 덧대듯 보완해 주는 역할을 하지요. 뇌는 신경학적 변화에 맞서 어떻게든 예비 기능을 비축해 두고(인지보존 능력) 손실을 보충하려(가소성) 애씁니다. 이 정도면 읽기를 포기한 채 늙은 뇌의 운명을 방치할 이는 없겠지요?

키워드 골라내기: '해시태그' 게임

늙은 뇌의 운명을 개척하기 위한 첫 번째 방법은 '해시태그' 게임입니다. 해시태그(hashtag)는 SNS에 게시하는 글의 핵심 단어를 추린 다음 '#' 기호를 붙이는 행위를 뜻합니다. 키워드를 통해 게시 글이 많이 검색되도록 꼬리표를 다는 것이지요. 온라인에 올린 글이 한 번이라도 더 노출되기를 바라는 세태를 보여 주는 기술입니다. 바쁜 일상에서 홍수처럼 밀려드는 정보를 재빨리 선별하는 데도 제격이지요. '해시태그' 게임은 이 같은 속성을 읽기와 결합한 방식입니다. 전공 서적을 집필하다 보면 가장 마지막 단계에서 꼭 필요한 작업이 있습니다. 바로 '찾아보기(색인)'에 들어갈 키워드를 추리는 일입니다.

직접 글을 쓰고 수차례 반복해 읽었음에도 전체 키워드를 골라내는 일은 언제나 어렵습니다. 책의 핵심 내용을 파악하는 데 꼭 필요한 단어는 무엇인지, 독자의 이해와 학습을 돕는 단어는 무엇인지 고민하다 보면 작업이 마냥 더뎌지고 말지요. 그만큼 **키워드**는 글 전체를 관통하는 핵심 요소이자 해독의 지표가 됩니다.

정보성 글을 활용하면 '해시태그' 게임의 실용적 취지에 더 잘 부합합니다. 각종 안내문, 제품 설명서, 복약 안내서, 계약서(부동산, 보험) 등 일상의 친숙한 읽기 자료로 시도합니다. 절차는 이렇습니다. 먼저 자료를 골라 가급적 빠른 속도로 읽습니다. 글의 길이에 따라 1~5분의 제한 시간을 두면 더 효과적입니다. 모두 읽었다면 키워드 10개를 고릅니다. 이 모든 과정을 소리 내서 시행해도 무방합니다. 인쇄물이라면 키워드마다 펜으로 표시하고, 온라인 글인 경우 직접 말하거나 종이에 적습니다. 1일 1게임 전략으로 매일 하나의 글을 정해 키워드 10개 말하기를 시도합니다. 〈표 6〉은 제 연구에 참여하는 73세 할머니와 시행한 '해시태그' 게임의 예입니다.

〈표 6〉 '해시태그' 게임의 예

<읽기 자료>

2022~2023 인플루엔자 국가 예방 접종 사업

▶ 지원 대상: 만 65세 이상 어르신(1957. 12. 31 이전 출생자)
▶ 지원 내용: 인플루엔자 4가 백신
▶ 접종 기간: 22. 10. 12~12. 31
▶ 접종 기관: 지정 의료 기관 및 보건소
▶ 준비 사항: 신분증
▶ 기타 안내 사항

　가. 예방접종 전후 주의 사항, 이상 반응 등 반드시 사전 숙지 필요
　나. 지정 의료 기관 및 보건소에 대한 사전 숙지, 사전 예약 필수
　다. 이런 분들은 예방접종을 해서는 안 됩니다!

　　√ 과거 인플루엔자 백신 접종 후 중증(생명에 위협적인) 알레르기 반응이 있었던 경우

　　√ 인플루엔자 백신 성분에 중증 알레르기 반응이 있었던 경우

　　√ 중등증 또는 중증 급성 질환자는 증상이 호전될 때까지 접종 연기

<키워드 10개 고르기>

할머니가 고른 키워드: 65세, 10월부터, 12월까지, 지정 기관, 보건소, 알레르기

피드백 후 추가된 키워드: 인플루엔자, 신분증, 사전 예약, 접종 연기

당신의 언어 나이는 몇 살입니까?

해석하기: '꿈보다 해몽' 게임

두 번째 읽기 전략은 '꿈보다 해몽' 게임입니다. '꿈보다 해몽'은 하찮거나 언짢은 일을 애써 좋은 쪽으로 해석한다는 의미지요. 실상은 부실한데 풀이만 그럴싸하다며 빈정댈 때 주로 사용합니다. 하지만 이보다 더 중요한 뜻이 있습니다. 어떻게 해석하고 의미를 부여하느냐에 따라 결론과 방향이 다르다는 교훈을 담고 있으니까요. 소설 〈가재가 노래하는 곳〉은 습지 소녀 카야의 거칠고도 처절한 성장기를 그립니다.* 그녀의 불행이 서사의 전부였다면 마지막 장을 덮은 후 그토록 강렬한 여운에 사로잡히진 않았을 겁니다. 가족 모두가 떠나 버린 습지에 남아 조금씩 야생의 삶을 터득해 가는 모습, 그리고 이별과 거부로 점철된 생을 '어차피 인생은 혼자'라며 버텨 내는 소녀의 용기에서, 우리는 아름다운 시 한 편을 읽는 듯한 감흥을 느끼지요. 이 같은 '꿈보다 해몽'이라면 시도해 볼 만한 가치가 있지 않을까요.

'꿈보다 해몽' 게임 역시 '해몽'에 초점을 둡니다. 글을 읽고 해석을 덧붙인 다음 일목요연하게 다시 말하는 방식이지요. 읽은 내용의 요지를 파악하고 이해하는 데 그치지 않고 연관된 사항을 추론하는 능력도 필요합니다. 일일 미션으로는 신문 기사의 다양한 뉴스를 활용하면 좋습니다. 주나 월 단위로 시도할 경우 단편소설이

* 〈가재가 노래하는 곳〉, 델리아 오언스, 김선형 역, 살림(2019).

나 에세이처럼 분량과 내용이 비교적 덜 부담스러운 자료가 제격입니다. 진행 순서는 다음과 같습니다.

① 읽기 자료를 집중해서(소리 내서/마음속으로) 읽는다.
② 전체적인 내용을 요약해서 말한다.
③ 읽은 내용에 관한 해석이나 의견을 덧붙인다.

바꿔 말하기: '어바웃 타임' 게임

세 번째로는 '어바웃 타임' 게임을 제안합니다. 영화 〈어바웃 타임〉은 주인공 팀이 시간 여행을 하며 벌이는 해프닝을 그립니다. 누구나 한 번쯤 시간 여행을 꿈꾸는 이유는 뭐니 뭐니 해도 지난날의 과오를 되돌리고픈 마음, 혹은 더 잘할 수 있다는 아쉬움 때문이지요. 영화 속 팀 역시 이 같은 소망을 품고 과거와 현재를 오갑니다. 과거의 실수를 바로잡고 그때와 다르게 선택함으로써 결과를 바꿔치기하느라 분주하지요. '어바웃 타임' 게임은 이러한 '바꿔치기'에 착안한 전략입니다. 읽은 내용을 요약한 다음 해석과 견해를 덧붙이는 다시 말하기 방식이 '꿈보다 해몽' 게임이라면, 이는 일종의 '바꿔 말하기'에 해당합니다. 이언 매큐언의 소설 속 주인공은 자신의 과오를 속죄하는 마음으로 살아가는 인물입니다.[**] 속죄의 방편으로 삼

•• 〈속죄〉, 이언 매큐언, 한정아 역, 문학동네(2003).

당신의 언어 나이는 몇 살입니까?

은 것은 현실과 다르게 각색된 이야기를 글로 옮기는 일이었죠. '어바웃 타임' 게임은 이와 유사한 방식으로, 읽은 내용을 다르게 바꿔 말하는 훈련입니다. 원작 소설을 영화 대본으로 각색하거나 가수의 노래를 자신만의 스타일로 부를 때 명심해야 할 게 있습니다. 바로 '원본'에 충실해야 한다는 점이지요. 그러기 위해서는 원래 내용을 정확히 파악하는 것이 전제되어야 합니다. 마찬가지로 바꿔 말하기를 할 때 주의할 점은, 먼저 읽기 자료를 충분히 이해한 다음 이에 기초해 내용을 바꿔야 한다는 사실이지요.

'어바웃 타임' 게임에 적합한 읽기 자료로는 신문 기사의 사회면 뉴스나 심층 보도, 단편소설 등이 있습니다. 매일 쏟아지는 사건 사고나 소설 속 이야기는 바꿔 말하기가 비교적 쉽습니다. 사건이 일어나지 않았더라면? 주인공이 욕망을 숨겼다면? A가 아니라 B를 택했다면? 내용을 바꿔치기하는 순서는 다음과 같습니다.

① 읽기 자료를 집중해서(소리 내서/마음속으로) 읽는다.
② 읽은 내용 중 바꿔 말하고 싶은 부분을 고른다.
③ 실제 내용과 대조해 가며 바꿔 말한다.

위 절차를 반영한 사례를 〈표 7〉에 소개합니다. 읽기 자료 하나를 두고 69세 할머니와 72세 할아버지가 바꿔 말하기를 시도한 결과지요.

〈표 7〉 '어바웃 타임' 게임의 예

〈읽기 자료〉

'쓰레기 소각장' 관련 신문 기사

서울시는 ○○동에 쓰레기 소각장을 유치할 계획이라고 밝혔습니다. 이에 관한 설명회가 어제 오후 열릴 예정이었으나, 주민들의 욕설과 고성, 몸싸움으로 무산되었습니다. 주민 반발이 거세 앞으로도 순탄치 않을 전망입니다.

〈69세 할머니의 바꿔 말하기〉

정부에서 발표하고 나서 설명회가 예정대로 진행됐어요. 동네 대표들이랑 자영업자들이랑 학교 같은 기관 사람들도 골고루 모여서. 소각장이 생길 때 뭐가 문제고 뭐가 좋은 건지 얘기하고요. 무엇보다 구청장이나 그런 사람들, 유치하려고 하는 사람들이 꼭 와서 자세히 얘기를 해 줘야죠. 일단 서로 얘기를 다 들어 보는 걸 해야죠.

〈72세 할아버지의 바꿔 말하기〉

동네에 소각장 세운다고 발표하기 전에 먼저 회의를 많이 합니다. 환경, 과학 그런 쪽 전문가랑 주민 대표랑 단체가 전부 모여서 토론을 많이 하는 거예요. 그런 거 대충 하면 이렇게 난리를 치게 돼 있어요.

사례에서 할머니는 설명회가 '무산되었다'를 '무산되지 않았다'로 바꿔 말한 셈이네요. 반면 할아버지는 유치 계획을 '발표했다'가 아닌 '발표하기 전' 상황을 언급했습니다. 바꿔 말하기는 주의 깊게 읽고 내용을 완전히 이해한 다음 바꾸고 싶은 상황을 추론해야 합니다. 따라서 난이도가 높은 읽기 전략 중 하나지요. 동일한 자료로 3명의 70~80대 노인에게 더 시도해 보았지만, 방식 자체를 이해하지 못하거나 중도에 포기하고 말았습니다.

비교/대조하기: '환승연애' 게임

네 번째로 제안하는 방법은 '환승연애' 게임입니다. 웹 예능 프로그램인 〈환승연애〉는 이별한 몇 쌍의 커플이 일정 기간 함께 살면서 다른 이성과 연애를 시도하는 내용입니다. 무엇보다 헤어진 전 연인이 다른 이성으로 '갈아타는' 모습을 곁에서 지켜본다는 설정이 매우 신선하지요. 예상대로 서로 눈치를 보게 되고 때로는 접어 두었던 미련이 솟구치기도 합니다. 전 연인에게 느끼지 못한 매력 때문에 새로운 이성에게 더 강하게 끌리는 경우도 있습니다. '환승연애' 게임 역시 이러한 요소를 모두 지닙니다. 읽기 자료에서 포착한 정보를 또 다른 새 정보와 연결 지어 말하는 방식이니까요. 이전 정보와 새 정보를 비교하고 대조하면서 차이를 발견하는 것부터 시작합니다. 두 정보의 장단점이 드러날 수도 있지요. 유용한 읽기 자료로는 광고 전단, 제품 설명서, 안내문 등이 있습니다. 내용을 읽고 나서 새로운 정보와 연결하려면 비교 및 대조 결과에 바탕해야 합니다. 세 가지 예시를 들어 보겠습니다.

① **A 마트의 배송 서비스를 광고하는 전단을 읽은 후:**
   B 마트의 서비스와 비교하고 배송 속도와 비용 측면의 장단점을 말한다.

② **새로 구입한 로봇 청소기의 제품 설명서를 읽은 후:**
   유선 청소기와 다른 작동 방법을 비교해 말한다.

③ **이사 온 아파트의 음식물 처리 시스템에 관한 안내문을 읽은 후:**
   이전에 살던 단독주택의 불편한 처리 과정, 다른 동네 아파트의 처리 비용과 비교 및 대조해 말한다.

맥락 잇기: '마무리 투수' 게임

마지막 읽기 전략은 '마무리 투수' 게임입니다. 마무리 투수란 야구 경기가 끝나 갈 무렵 근소한 차로 이기고 있는 상황에서 등판하는 포지션이지요. 팀의 승리를 확실하게 지켜야 하므로 중간 계투 중 가장 강력한 투수가 맡는 것이 정석입니다. '마무리 투수' 게임은 미완성된 글의 결론을 예상해 명쾌하게 마무리 짓는 방식입니다. 이는 제시된 글을 얼마나 주의 깊게 읽었는지, 내용을 얼마나 정확히 이해했는지가 관건입니다. 우선 주어진 글을 면밀히 읽고 여러 번 의미를 되새깁니다. 그러고 나서 읽은 내용과 자연스럽게 연결되는 결론으로 마무리합니다. 이때 주제의 범위나 맥락을 벗어나지 않도록 주의해야 합니다. 매일 규칙적으로 연습하기에는 시가 좋습니다. 주나 월 단위로는 소설, 전기, 자서전 등을 활용합니다. 읽기 자료의 후반 3분의 1 정도를 남겨 두고 나머지 내용을 구상합니다. 〈표 8〉은 재활 과정에서 만난 세 노인이 '마무리 투수' 게임을 시도한 예입니다.

〈표 8〉 '마무리 투수' 게임의 예

〈읽기 자료〉

유모차와 할머니***

허리 굽은 할머니 한 분
햇살 맑은 가을 오후
유모차를 지팡이 삼아 장안공원을 거닌다

한 시절 유모차에 누워 재롱을 떨던
손녀와 눈을 맞추며 즐거워했을
유모차 빈자리에
나폴나폴 날아와 눕는 노란 은행잎

*** '유모차와 할머니', 〈연꽃 미소〉, 최홍걸,
생각나눔(2019).

명랑한 활자 탐험가 되기

[마무리해 말하기]

〈노인 1: 66세, 남, 경미한 실어증〉

할머니는 손녀가 그립다
할머니는 쓸쓸하다
가을이라 더

〈노인 2: 69세, 여〉

은행잎을 살짝 손에 올려 보네
그걸 보고 옆에 있던 벗이 웃네
부러웠는지 땅바닥을 두리번거리네
어디서 단풍잎 하나를 주워 왔네
우리는 유치하게 또 웃네

갑자기 집에 두고 온 강아지가 생각나네
어쩌지 하고 난감하게 벗을 봤더니
이미 가고 없네
퍽도 무심한 사람 같으니라고

〈노인 3: 84세, 남〉

가을이다
겨울이 온다
봄이면 꽃이 핀다

당신의 언어 나이는 몇 살입니까?

노인 1이 마무리한 시구는 3행으로 짧지만, 손녀가 사용했을 유모차를 할머니 혼자 끌고 가는 쓸쓸함을 정확히 표현했습니다. 노인 2 역시 읽기 자료를 잘 이해한 후 맥락을 연결해 마무리합니다. 노인 3의 마무리는 어떤가요? 주어진 내용과의 연결 고리(가을)는 있지만 맥락이 이어진다는 느낌은 없습니다. 이 경우 읽기를 다시 시도하고 의미를 파악하는 훈련이 선행되어야 합니다. 읽기 자료로 시를 활용할 때는 지나치게 함축적이기보다 구체적이고 평이한 표현의 시구가 적절합니다. 이 게임의 목표가 창작이 아닌 '읽기'와 '이해'임을 잊지 말아야 합니다.

읽기용 자료가 반드시 인쇄물일 필요는 없습니다. 온라인상으로 뉴스 기사를 보거나 전자책을 사용해도 무방합니다. 인지신경학자 매리언 울프는 인쇄물 읽기와 디지털 읽기의 회로가 다르기 때문에 언어가 한창 발달하는 아이들에게도 두 방법을 보완적으로 활용하도록 권합니다.[*] 읽기 회로의 다양성이나 효과에 관해서는 앞으로 더 연구할 필요가 있습니다. 하지만 읽기를 통해 시각, 어휘-의미, 음운과 연관된 뇌 영역이 활성화된다는 데에는 이견이 없지요.

소설가 정용준은 '언어'를 믿을 수 없고 믿어지지도 않기에 의미를 넘어선 '진짜 언어'에 귀를 기울여야 한다고 꼬집습니다.[**] 이 단

---

[*] 〈다시, 책으로〉, 매리언 울프, 전병근 역,
어크로스(2019).

[**] 〈소설 만세〉, 정용준, 민음사(2022).

어를 왜 선택했을까? 문장에 숨겨진 속내는 무엇일까? 결국 말하고 자 하는 건 무엇일까? 읽기란 궁극적으로 이러한 '진짜 언어'를 포착 하는 과정인지 모릅니다. 늙은 뇌의 경험과 지혜로 '진짜 언어'를 탐 구하는 즐거움! 어쩌면 생각지 못한 노년의 행복이 아닐는지요.

읽기 강화를 위한 꿀팁

1. '해시태그' 게임: 글 읽고 키워드 10개씩 말하기
2. '꿈보다 해몽' 게임: 글 읽고 해석과 의견 넣어 다시 말하기
3. '어바웃 타임' 게임: 글 읽고 바꿔 말하기
4. '환승연애' 게임: 글 읽고 다른 정보와 비교·대조해 말하기
5. '마무리 투수' 게임: 미완성된 글 읽고 맥락에 맞게 마무리해 말하기

당신의 언어 나이는 몇 살입니까?

5.

멈추고
생각하고 쓰라!

＋

노벨 문학상 수상 작가 올가 토카르추크는 인간이면 누구나 강력한 표현의 본능이 있다고 말했지요.˙ 자신을 드러냄으로써 끊임없이 주목받고 특별함을 느끼고 싶은 욕망, 그것이 곧 인간의 본능이라는 겁니다. 일상의 한 조각 한 조각이 모여 거대한 별자리를 이루고 우주를 이루어 마침내 '나'라는 이야기로 탄생합니다. 나만의 서사이기에 더할 나위 없이 특별합니다. 설령 노벨 문학상을 받지 못하더라도, 만인의 사랑을 받는 베스트셀러 작가가 아닐지라도 우리는 모두 특별한 서술자가 될 수 있습니다.

'쓰기'는 나만의 특별한 이야기를 문자화한다는 점에서 매우 매력적인 행위입니다. 그와 동시에 상당히 고차원적인 언어활동이기도 하지요. '고차원적'이라 해서 반드시 어렵다는 의미는 아닙니다. 뇌의 다양한 영역이 쓰기 과정에 관여한다는 뜻입니다. 이어령 교수는 이 같은 쓰기의 특징을 '멈춰 서기'에 비유합니다.

˙ '다정한 서술자', 〈다정한 서술자〉, 올가 토카르추크, 최성은 역, 민음사(2022).

고속도로를 달릴 때에는 눈앞의 경치를 볼 수 없다. 고장이 나야 갓길에 차를 세우고 멈춰 선다. 그래서 여러 가지 풍경과 이야깃거리가 생긴다… 남들이 정신없이 달릴 때 홀로 멈춰 선다. 그리고 비로소 본다. 느낀다. 생각한다.[**]

갓길에 차를 세워 숨을 고르는 순간처럼, 멈춰 서서 바라보고 느끼고 생각하는 것이 필요하다는 조언도 잊지 않습니다. 이것이 곧 쓰기의 과정이 아닐까 합니다. 분주함을 멈추고 가만히 마음을 들여다본 다음 떠오르는 생각을 차분히 언어로 옮기는 일.

여기서는 쓰기가 어떻게 이루어지는지, 그리고 노년의 슬기로움을 지켜 주는 쓰기 전략이 무엇인지 알아보겠습니다.

[**] <이어령, 80년 생각>, 김민희·이어령, 위즈덤하우스(2021).

쓰기를 세상에서 가장 쉬운 일로

쓰기는 의미나 철자 규칙을 이해한 다음 주의를 기울여 글로 옮기는 행위입니다. 손을 사용하는 운동 능력, 공간을 파악하는 시공간 능력도 필요하지요. 무언가를 떠올려 쓰기도 하지만, 말을 듣거나 글자를 보고 받아쓸 수도 있습니다. 후자의 경우 청각이나 시각이 개입하기 때문에 좀 더 복잡한 과정을 거치지요. 이처럼 듣거나 보고 나서 받아쓸 때 활성화되는 처리 경로 역시 한두 가지가 아닙니다.

〈듣고 쓰기의 경로〉

의미 경로 1

① 단어나 문장을 듣는다 → ② 음향을 분석한다 → ③ 청각 입력 어휘집으로 이동한다 → ④ 음운 출력 어휘집으로 이동한다 → ⑤ 음소 단계로 이동한다 → ⑥ 음운을 철자로 전환한다 → ⑦ 자소 단계로 이동한다 → ⑧ 글자를 쓴다

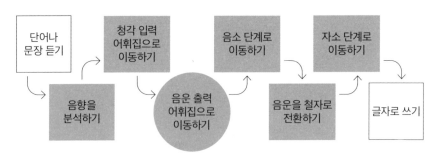

멈추고 생각하고 쓰라!

의미 경로 2

① 단어나 문장을 듣는다 → ② 음향을 분석한다 → ③ 청각 입력 어휘집으로 이동한다 → ④ 음운 출력 어휘집으로 이동한다 → ⑤ 철자 출력 어휘집으로 이동한다 → ⑥ 자소 단계로 이동한다 → ⑦ 글자를 쓴다

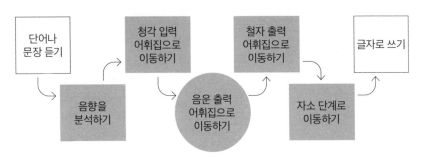

의미 경로 3

① 단어나 문장을 듣는다 → ② 음향을 분석한다 → ③ 청각 입력 어휘집으로 이동한다 ↔ ④ 의미 시스템으로 이동한다 ↔ ⑤ (음운 출력 어휘집으로 이동한다) ↔ ⑥ 철자 출력 어휘집으로 이동한다 → ⑦ 자소 단계로 이동한다 → ⑧ 글자를 쓴다

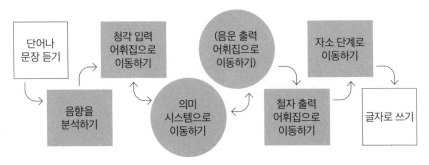

169

음운 경로

① 단어나 문장을 듣는다 → ② 음향을 분석한다 → ③ 음향을 음운으로 전환한다→ ④ 음소 단계로 이동한다 → ⑤ 음운을 철자로 전환한다 → ⑥ 자소 단계로 이동한다 → ⑦ 글자를 쓴다

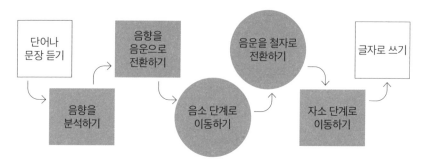

<보고 쓰기의 경로>

의미 경로

① 단어나 문장을 본다 → ② 시각적으로 분석한다 → ③ 시각 입력 어휘집으로 이동한다 ↔ ④ 의미 시스템으로 이동한다 ↔ ⑤ (음운 출력 어휘집으로 이동한다) ↔ ⑥ 철자 출력 어휘집으로 이동한다 → ⑦ 자소 단계로 이동한다 → ⑧ 글자를 쓴다

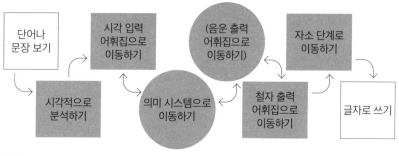

음운 경로

① 단어나 문장을 본다 → ② 시각적으로 분석한다 → ③ 자소를 음소로 전환한다 → ④ 음소 단계로 이동한다 → ⑤ 음운을 철자로 전환한다 → ⑥ 자소 단계로 이동한다 → ⑦ 글자를 쓴다

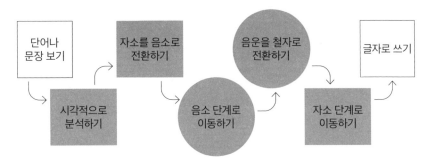

읽기에 비해 쓰기 경로는 좀 더 복잡해 보입니다. 하지만 기본 절차는 비슷합니다. 뇌 속 어휘집에 저장되어 있는 단어를 쓸 때는 '의미 경로', 전혀 모르는 단어나 비단어를 쓸 때는 '음운 경로'가 활성화됩니다. 글자와 소리가 일치하지 않는 단어(예: 삶)나 동음이자(예: 빛-빗-빚) 등은 오류를 보이기 쉽지요.

〈표 9〉는 75세 이상 노인들에게 '발 없는 말이 천 리 간다'라는 문장을 들려준 후 받아쓰기를 시행한 결과입니다. 연령과 교육 수준, 기타 요인에 따라 쓰기 양상이 다름을 알 수 있지요. 짐작대로 글자와 소리가 일치하지 않는 단어(없는, 천 리)에서 오류가 많습니다.

유사한 소리의 글자를 추가(천리 → 쩔리)하거나 미완성(간다 → 간)으로
끝나는 사례도 있습니다.

〈표 9〉 듣고 쓰기의 오류 예[*]

노인 1: 80세, 남, 교육 연수 9년

노인 2: 75세, 여, 교육 연수 6년

노인 3: 77세, 여, 교육 연수 0년

노인 4: 84세, 여, 교육 연수 2년

• 〈노화와 인지-의사소통〉, 61쪽 '글상자 3-3' 일부,
  이미숙, 군자출판사(2021).

멈추고 생각하고 쓰라!

〈표 10〉은 "오늘 날씨나 기분이 어떤지 적어 주세요"라는 요청에 대해 쓰기를 시행한 예입니다. 여기에도 글자와 소리가 일치하지 않는 단어의 오류(조타, 안음)가 보입니다. 미완성 쓰기(노인 2), 단순 철자 오류(날시), 조사 생략(기분이 → 기분) 등도 나타나네요. 단문 형태의 짧은 문장으로 표현한다는 공통점도 있습니다.

〈표 10〉 생각해 쓰기 오류의 예 **

기분조타

노인 1: 90세, 남, 교육 연수 6년

오늘 날시 맑은

노인 2: 75세, 여, 교육 연수 6년

오늘기분 아주조치 안음

노인 3: 95세, 여, 교육 연수 12년

오늘 날씨아 어떤지 몰더럽다

노인 4: 77세, 남, 교육 연수 12년

** 〈노화와 인지-의사소통〉, 60쪽 '글상자 3-2' 일부,
이미숙, 군자출판사(2021).

〈표 10〉의 쓰기 반응을 보면 생각을 취합해 글로 표현하는 데 여러 요소가 작용함을 알 수 있습니다. 게다가 늙은 뇌의 취약점을 극복하고 제대로 쓰기란 녹록지 않지요. 그렇기 때문에 나이가 들수록 더 부단히 '쓰기'를 시도해야 합니다. 스웨덴 작가 테오도르 칼리파티데스는 77세 때 더 이상 쓰기를 지속할 수 없다고 느낍니다.˙ 괴로워하던 그가 스스로를 다독인 방법 하나가 있습니다. 쓰기를 '세상에서 가장 쉬운 일'처럼 여기는 겁니다. 그의 처방전이 실제로도 가능할지 의문이 듭니다. 늙은 뇌가 쓰기 경로를 방해할지라도 쓰기가 가장 쉬운 일이 될까요? 이제 일상에서 실천할 수 있는 다양한 쓰기 전략을 알아볼 차례입니다.

˙ 〈다시 쓸 수 있을까〉, 테오도르 칼리파티데스,
신견식 역, 어크로스(2019).

쓰기 능력을 강화하는
다섯 가지 방법

소설 〈사랑의 역사〉에는 일상이 심드렁한 80대 노인 레오가 등장합니다.[**] 그는 하염없이 웃고 울고 쓰고 기다립니다. 그러다 다시 웃고 울며 또 한 단어를 더 쓰지요. 어느 순간엔 자신이 쓴 흔적을 한동안 바라보다 다시 하나를 더합니다. 일상 속 쓰기 전략이란 바로 이런 게 아닐까요? 웃고 울다 쓰고, 천천히 바라보다 또 쓰고, 다시 웃다 한 줄 더 쓰는….

일목요연하게 쓰기: '트리' 게임

웃고 우는 가운데 쓰는 첫 번째 쓰기 전략으로 '트리' 게임을 제안합니다. 이 게임은 제가 학창 시절 시험공부를 할 때 애용하던 방법입니다. 공부할 내용이 많거나 복잡할 경우 핵심 사항을 트리 모양으로 정리하면 머릿속에 쏙쏙 입력되지요. 흐트러진 내용을 일목요연하게 도식화할수록 이해와 암기에 도움이 된다는 연구 결과도 있습니다. 기획안을 발표하거나 블로그에 글을 올릴 때 각양각색의 시각 자료를 활용하는 것도 이 때문입니다. '트리' 게임은 여기에서 착안한 전략이지요. 무언가를 쓰려고 할 때 머릿속이 하얘지면서 쉽사

[**] 〈사랑의 역사〉, 니콜 크라우스, 민은영 역, 문학동네(2020).

당신의 언어 나이는 몇 살입니까?

리 첫 문장을 떠올리지 못한 경험은 누구나 있습니다. 이렇게 첫 글자, 첫 단어, 첫 문장을 쓰는 부담을 해소하는 방법이 '트리' 게임입니다. 연관 단어 확장하기, 목록 나열하기, 순서대로 쓰기 등이 활용하기 좋은 방법입니다. 각각의 구체적인 예시는 다음과 같습니다.

① **연관 단어로 확장해 쓰기**: 비슷한 말, 반대말, 상위/하위 범주의 단어, 연관 검색어

② **목록 나열해 쓰기**: 쇼핑 목록, 주말에 할 일, 버킷 리스트, 드라마 속 등장인물

③ **순서대로 쓰기**: 집 리모델링 절차, 재활용 쓰레기 버리는 순서, 여름휴가 계획과 일정표

①과 ②는 단어나 짧은 문장으로 표현할 수 있기 때문에 쓰기의 첫 단추로서 제격입니다. ③의 경우에도 '비행기 티켓 예약하기 → 숙소 예약하기 → 맛집 검색하기'처럼 짧게 표현하는 단계부터 시작합니다. 그러다 '설계를 한 후 허가를 받는다 → 틀 작업 등 기초 공사를 한다 → 골조 공사와 지붕 골조 작업을 한다' 식으로 길이를 늘려 가며 연습합니다. 〈그림 2〉는 '아름답다'와 비슷하거나 연관된 말을 사전에서 찾아본 다음 도식화한 예입니다. 〈그림 3〉에서는 두 할머니의 '버킷 리스트'를 트리로 구상해 보았습니다.

〈그림 2〉 '트리' 게임의 예: 연관 단어 확장해 쓰기(비슷한 말)

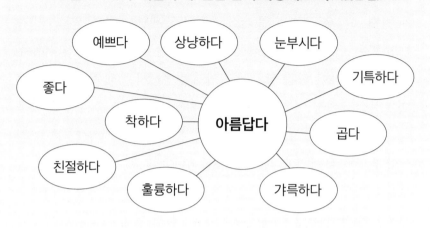

〈그림 3〉 '트리' 게임의 예: 목록 나열해 쓰기(버킷 리스트)

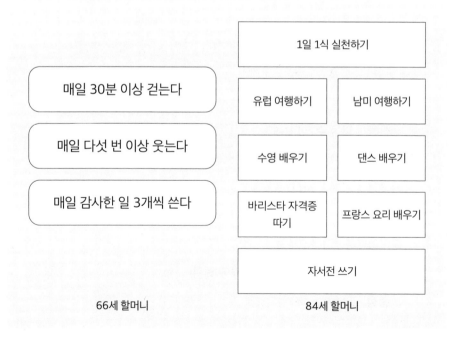

66세 할머니

84세 할머니

당신의 언어 나이는 몇 살입니까?

장단점 비교하기: '플러스 마이너스' 게임

두 번째 쓰기 전략에는 '플러스 마이너스' 게임이 있습니다. 누구나 한 번쯤은 스스로를 '결정장애'로 진단 내린 경험이 있을 겁니다. 무언가를 선택해야 하는 상황에서 쉽게 결정하지 못해 우왕좌왕하는 모습은 일상에서 매우 흔하니까요. 짜장면과 짬뽕 중 무엇을 먹을지, A에서 B 직장으로 이직할지 말지, 동창회에 갈지 말지 등등. 결정의 유형과 무게 또한 매우 다양합니다. 이러한 상황에서 빛을 발하는 전략이 바로 '플러스 마이너스' 게임입니다. 결정하기 어려운 혼돈의 순간이 찾아올 때마다 저 역시 가장 먼저 떠올리는 방법이지요. 점심 메뉴로 중식을 택할지 말지 결정하기 위한 절차는 대략 이렇습니다. 먼저 중식을 택할 때의 장점과 단점을 각각 플러스와 마이너스 요인으로 나누어 적습니다. 그런 다음 항목별로 점수를 부여하고 총점을 계산합니다.

푸짐하게 먹을 수 있다(+5)

늘 먹던 음식이 아니어서 새로운 느낌이 든다(+2)

우울했던 기분이 사라진다(+3)

느끼하다(-2)

다이어트를 방해한다(-4)

콜레스테롤 수치가 올라가서 건강에 해롭다(-5)

→ **총점**: -1('중식'을 선택하지 않음)

멈추고 생각하고 쓰라!

모든 수치를 합산한 총점이 '-1'이므로 중식을 먹지 않는 결정을 합니다. 굳이 점수를 부여하지 않고 플러스나 마이너스 요인 중 양적으로 더 많은 것을 선택할 수도 있습니다. 장점의 개수가 중식 5개, 한식 4개일 때 중식을 선택하는 식이지요.

쓰기 전략으로서 '플러스 마이너스' 게임도 별반 다르지 않습니다. 일상의 문제 상황을 두고 플러스와 마이너스 항목으로 나누어 쓰기를 진행하지요. 친근하고 실용적인 방식이라 다양한 길이의 문장 쓰기를 연습할 수 있습니다. 〈표 11〉은 제가 지도한 학생이 '플러스 마이너스' 게임을 시도한 사례입니다. 석사과정을 졸업하기 위해 논문을 쓸 것인가 시험을 볼 것인가로 한 학기 내내 고민하던 학생이었지요. 선택을 끝내기 위해 그에게 '플러스 마이너스' 게임을 제안했습니다. 일주일 뒤 그는 종이 한 장을 들고 저를 찾아왔습니다.

결정의 힘이랄까요. 착잡했던 이전 모습과 달리 그는 매우 홀가분해진 표정이었지요. 머릿속에만 맴돌던 생각을 글로 옮겨 본 건 처음이라며 감사하다는 말도 전했습니다. '플러스 마이너스' 게임으로 쓰기를 연습할 때 이처럼 실제 고민 중인 문제로 시도하면 더욱 효과적입니다. 고민 해결이 아닌 '쓰기' 연습이 목표이므로 최대한 구체적이고 문법에 맞는 문장으로 표현해야 합니다.

〈표 11〉 '플러스 마이너스' 게임의 예

+ (논문을 쓴다)	- (논문을 안 쓴다)
지식의 확대	도서 구매 비용의 증가
정보 수집을 위한 미팅을 통해 사회 관계망 확장	커피 접대, 조사 비용 등에 의한 지출 및 피로도 증가
결과물에 대한 성취감 및 자존감 향상, 이에 따른 스트레스 해소	주제 선정 및 데이터 결과와 관련해 연속해서 실패감을 경험할 가능성 있음, 이에 따른 스트레스 증가
경력에 도움이 됨	학업에 열중하게 되어 본업에 소홀해짐
데이터 수집 방법, 논문 작성법 등 다양한 경험	많은 자료 준비로 건강 악화, 이에 따른 부정적인 시선
이직 시 플러스 요인	코로나 팬데믹으로 자문 및 데이터 수집의 제한
	여가 등 개인 시간 감소로 우울감 증가
	졸업 유예에 따른 비용 및 시간 소모 증가
결론: 논문을 쓰지 않는다!	

멈추고 생각하고 쓰라!

인과 관계 드러내기: '그것이 알고 싶다' 게임

세 번째 쓰기 훈련으로는 '그것이 알고 싶다' 게임이 있습니다. TV 시사 프로그램인 〈그것이 알고 싶다〉는 사회에서 일어나는 각종 사건 사고나 미스터리를 집중적으로 파헤칩니다. 당대에 화제가 된 사건이라면 어김없이 소개해 제2의 화제를 불러올 때가 많지요. 프로그램의 구성은 단순합니다. 벌어진 사건을 '결과'로 두고 '왜 그랬을까'를 집요하게 탐구하기. 이 과정을 지켜보는 이들은 놀람, 충격, 경악, 공포 등의 감정이 일지요. '그것이 알고 싶다' 게임은 특정 사건을 설정한 다음 원인과 결과를 기술하는 데 목표를 둡니다. 화제가 된 사회·문화적 사건, 가족이나 친구의 특정한 행동, 일상의 잡다한 사건 등 인과 관계를 분석하기 좋은 주제를 택합니다.

① 화제가 된 사회·문화적 사건: 중국은 왜 오랫동안 '제로 코로나' 정책을 유지했는가, 가짜 뉴스는 왜 사라지지 않는가, 사람들은 왜 '불멍(장작불 보며 멍하게 있기)' 영상을 보는가

② 가족이나 친구의 특정한 행동: 왜 아들이 평소와 달리 늦잠을 자는가, 반려동물의 걸음걸이가 왜 어제와 다른가, 오늘따라 친구의 말투가 왜 어색한가

③ 일상의 잡다한 사건: 수도관이 왜 터졌는가, 베란다에서 왜 이상한 냄새가 나는가, 윗집은 왜 밤마다 쿵쾅거리는가

예시 ② 중 '왜 아들이 평소와 달리 늦잠을 자는가'는 연구차 만

난 67세 할머니가 제안한 주제입니다. 할머니의 늦둥이 막내아들은 2년째 취업을 준비 중인데 최근 들어 부쩍 늦잠을 잔다는 겁니다. 할머니는 그 원인과 결과를 써 보고 싶어했지요. 할머니의 쓰기 내용을 정리하면 다음과 같습니다.

결과: 취준생인 막내아들이 평소와 달리 늦잠을 잔다.

원인: 전날 오후부터 유심히 관찰해 보니,

① 저녁을 매우 늦게 먹고 야식까지 챙겨 먹는다.

② 밤 10시경 누군가(여자 친구로 추정됨)와 통화를 시작해 자정을 넘길 때가 많다.

③ 컴퓨터가 새벽까지 켜져 있다(입사 지원서를 쓴다고 하나, 실제로는 게임 때문인 것으로 추정됨).

④ 재수 시절에도 그런 적이 있었다.

⑤ 한밤중에 경쾌한 음악과 함께 간간이 기합 소리가 들린다 (추정 불가).

할머니는 결과(아들이 늦잠 자는 일)를 불러온 원인을 다섯 가지로 추정해 썼습니다. 그중 눈에 띄는 문장 하나가 있습니다. 바로 ④번입니다. 나머지 네 문장은 원인으로 추정하기에 충분할 만큼 구체적인 반면, ④는 '과거에도 그랬다' 식의 모호한 표현이지요. 물론 재수 시절에도 비슷한 패턴을 보여 동일한 문제를 일으켰을 수 있습니다. 하지만 현재의 결과를 뒷받침할 만한 근거로는 부족하지요. '그것이 알고 싶다' 게임의 원칙은 원인으로 추정되는 문장이 최대한 구체적이고 논리적이어야 한다는 점입니다. 항목을 나열하는 방식인 '트리' 게임이나 '플러스 마이너스' 게임에 비해 다소 어렵게 느껴지는 것도 이러한 추론이 뒷받침되어야 하기 때문입니다.

규칙적으로 메일 쓰기: '고흐-테오' 게임

네 번째로 제안하는 쓰기 전략은 '고흐-테오' 게임입니다. 화가 빈센트 반 고흐는 19세부터 생을 마감한 37세까지 무려 18년 동안 동생 테오와 편지를 주고받았습니다. 화가로서의 고민, 소소한 일상, 삶에 대한 이런저런 생각을 공유하며 고단한 자신의 생을 위로했지요. 말보다 깊은 진심을 글로 나누었기에 '영혼'의 편지라 불리는 게 아닐까요. '고흐-테오' 게임은 나의 일상과 생각을 글로 표현하는 메일 쓰기 전략입니다. '편지'가 아니라 '메일'이란 용어를 사용한 것은 이메일을 염두에 둔 탓입니다. 요즘에는 노인을 대상으로 한 컴퓨터 교육이 활성화되어 고령의 이메일 사용자가 드물지 않지요.

수기로 작성하는 편지든 이메일이든, 특정한 수신자를 정해 규칙적으로 메일 쓰기를 시도하면 신경학적 경로를 자극하는 효과가 큽니다. 고흐와 테오처럼 정성들여 쓴다면 훨씬 더 유익하겠지요. 애정을 갖고 마음을 나눔으로써 기적과도 같은 일상의 변화를 경험한 두 사람의 편지글[*] 처럼요. 저 역시 쓰기 훈련에 참여하는 노인들에게 애정 어린 메일을 자주 쓰도록 권합니다. 메일 수신자가 직접 **피드백**을 주면 쓰기 능력을 개선하는 데 도움이 됩니다. 피드백을 위한 기준은 대략 이렇습니다.

① 연결어가 없이 갑자기 주제가 바뀌었는가?

② 완성되지 않은 채 일단락된 문장이 있는가?

③ 조사, 어미 등의 문법 요소가 잘 맞는가?

④ 맞춤법과 띄어쓰기는 올바른가?

⑤ 수기로 작성 시 시공간 배열(간격, 크기)이 적절한가?

〈표 12〉는 쓰기 연구에 참여한 73세 할아버지가 제게 보낸 이메일과 그에 대한 피드백입니다. 할아버지는 주제를 전환할 때 줄을 바꾸어 단락을 구분하지 않는 경우가 많습니다. 미처 완성되지 않은 문장이나 맞춤법, 띄어쓰기 오류도 눈에 띕니다.

---

* 〈반 고흐, 영혼의 편지〉, 빈센트 반 고흐, 신성림 역, 예담(2005).

⟨표 12⟩ '고흐-테오' 게임의 예

⟨73세 할아버지의 이메일: 교육 연수 12년⟩

이 교수님께

안녕하세요. 일주일이 벌써 훌쩍 갔네요. 내일이 벌써 뵙는 날입니다. 일주일 동안 바쁜 몇 가지 일들이 있었길래 이제야 메일을 보냅니다. 무엇이냐면 저의 아들 며느리가 부산으로 이사를 갔어요. 부산으로 발령을 받았는데 어쩔 수 없지요. 쭉 가까이 살다가 보니 허전하고 그런

무슨 일이 또 있었는데 친구 녀석이 건강이 더 안 좋아졌다고 연락기 왔네요. 그때 얘기한 죽마고우 고향 친구. 내일 제가 갖고 가기로 한 자료가 무엇인지 생각이 안 납니다. 그걸 적은 걸 아무리 찾아도 종이가 없네요. 나이 드니 깜빡 깜빡 하는 게 한두 가지가 아닙니다. 그럼 내일 두 시에 가겠습니다. 이만 줄입니다. 안녕히 계세요.

김O훈 배상

⟨수신자의 피드백⟩

① 안녕하세요. 일주일이 벌써 훌쩍 갔네요. 내일이 벌써 뵙는 날입니다. 일주일 동안 바쁜 <u>몇 가지 일들이</u> 있었길래 이제야 메일을 보냅니다. <u>무엇이냐면</u> 저의 아들 며느리가 ~

→ 어색한 표현 고치기: 몇몇(몇 가지) 일이 있어서

→ 주제 전환 시 줄을 바꾸어 단락을 구분하기

: 메일을 보냅니다.

무엇이냐면 저의~

---

② ~ 이사를 갔어요. 부산으로 발령을 받았는데 어쩔 수 없지요. 쭉 가까이 살다가 보니 허전하고 그런

→ 완성되지 않은 문장 마무리하기: 허전한 기분이 듭니다.

③ 무슨 일이 또 있었는데 친구 녀석이 건강이 더 안 좋아졌다고 연락기 왔네요. 그때 얘기한 죽마고우 고향 친구. 내일 제가 갖고 가기로 한 자료가 무엇인지 생각이 안 납니다.

→ 맞춤법 고치기: 연락이

→ 완성되지 않은 문장 마무리하기: 고향 친구 얘기입니다.

→ 주제 전환 시 줄을 바꾸어 단락을 구분하기, 연결어 사용하기

  : 고향 친구 얘기입니다.

   그런데 내일~

④ 나이 드니 깜빡 깜빡 하는 게 한두 가지가 아닙니다. 두 시에 가겠습니다. 이만 줄입니다.

→ 띄어쓰기 고치기: 깜빡깜빡하는

→ 주제 전환 시 줄을 바꾸어 단락을 구분하기, 연결어 사용하기

  : 한두 가지가 아닙니다.

   그럼 내일 두 시에 가겠습니다.

미니 칼럼 쓰기: '슬기로운 꼰대' 게임

마지막 쓰기 전략으로 '슬기로운 꼰대' 게임을 제안합니다. 영국 BBC는 2019년 자사 페이스북 페이지에 '꼰대(kkondae)'란 단어를 소개하고 '자신이 항상 옳다고 믿는 나이 많은 사람, 다른 사람은 늘 잘못됐다고 여김'이라 풀이했습니다. 국내에서는 기성세대의 권위적인 태도를 '꼰대질'로 비하하는 게 대유행이었지요. 이 용어 앞에서 저는 항상 의문이 듭니다. 권위적이지 않은 기성세대란 없는가? 나이 많은 사람은 모두 꼰대인가? 지혜로운 조언을 하는 노인도 꼰대인가? 이 같은 질문에 자신 있게 '예'라 답할 사람은 없을 듯합니다. 다른 세대의 목소리에 귀 기울이는 기성세대도 있고, 연륜만큼 지혜를 발휘하는 노인도 많으니까요. '슬기로운 꼰대' 게임은 꼰대의 긍정적 속성에 착안한 쓰기 훈련입니다. 사회 현상, 책, 영화나 드라마, 음악, 정치·경제적 논란, 여행, 맛집 등을 슬기로운 꼰대의 시선으로 평가해 '10줄 쓰기'를 시도합니다. 흔히 접하는 신문 칼럼, 영화나 음악 평론, 서평, 독후감 등을 떠올리면 됩니다. 말하자면 '미니 칼럼'이랄까요. 진행 순서는 다음과 같습니다.

① 관심 가는 소재를 고른다(예: 책, 영화, 음악, 사회 이슈, 여행, 맛집).
② 내용을 주의 깊게 분석하고 자신의 견해를 덧붙인다.
③ 10줄로 정리해 쓴다.

당신의 언어 나이는 몇 살입니까?

사실 이 게임은 제 딸아이의 '10줄 쓰기 노트'에서 힌트를 얻었습니다. 책가방에 항상 넣고 다니면서 특별한 일이 있을 때마다 10줄로 요약해 쓰는 노트로, 아이들의 쓰기 습관을 기르기 위한 담임선생님의 묘안이지요. 내용을 훑어보니 체험 학습에서 배운 점, 아침 독서 시간에 읽은 책, 수영 실기 수업을 마친 소감 등이 10줄 내외로 쓰여 있습니다. 어릴 때부터 이런 연습을 한다면 성인이 되어서도 '슬기로운 꼰대'가 되지 않을까요. 주민 센터 체험 학습에 대한 딸아이의 '10줄 쓰기'를 인용해 보겠습니다.

오늘 우리 동네 주민 센터를 다녀왔다.
오늘은 제로 플라스틱에 관해 배웠다.
제로 플라스틱은 플라스틱을 줄이기 위한 캠페인 같은 것인데, 물고기나 바다에 사는 동물들이 플라스틱 때문에 많이 병들고 아파하는 모습이 너무 안타깝고 슬펐다.
게다가 우리 몸속에도 플라스틱이 있다니! 정말 충격이었다.
우리도 생수를 사서 마시는데, 이제부터 생수 대신 정수기 물을 마셔야겠다.
그리고 계속 쓸 수 있는 물건을 사용해야겠다.
우리의 지구가 한 사람 한 사람의 노력으로 점점 더 나아지도록 모두 노력했으면 좋겠다.

멈추고 생각하고 쓰라!

시인 박노해는 우리에게 주어진 길, 우리가 나아갈 길, 그리고 죽을 때까지 헤매게 될 길이 무엇인지 묻습니다.˙ 먼 길을 돌고 돌아 그나마 여기까지 왔노라 다독이다가도, 다시 길을 떠나라며 다그치지요. 한평생 배우고 경험하느라 쉴 새 없이 가동했는데도 뇌는 '계속 진행시켜!'라며 재촉합니다. 심지어 어제보다 더 부지런히 움직여야 헤매지 않을 거란 경고까지 합니다. 하지만 어쩔 도리가 없지요. 이왕에 떠나온 길, 멈추지 말아야 후회가 없을 테니까요.

쓰기는 언어 중에서도 특히 고차원적인 행위입니다. 그렇기에 노년의 쓰기에는 걸림돌이 더 많지요. 헤매더라도 계속 써야 합니다. 넘어져도 다시 써야 합니다. 그래야만 후회 없는 노년이 될 테니까요.

쓰기 강화를 위한 꿀팁

1. '트리' 게임: 연관 단어 확장해 쓰기, 목록 나열해 쓰기, 순서대로 쓰기
2. '플러스 마이너스' 게임: 두 항목의 장단점 비교해 쓰기
3. '그것이 알고 싶다' 게임: 사건의 인과 관계 추론해 쓰기
4. '고흐-테오' 게임: 규칙적으로 메일 쓰기
5. '슬기로운 꼰대' 게임: 의견 덧붙여 미니 칼럼 쓰기

˙ 〈길〉, 박노해, 느린걸음(2020).

당신의 언어 나이는 몇 살입니까?

6.

좋은
의사소통 파트너의
중요성

+

소설 〈밤에 우리 영혼은〉의 주인공 애디와 루이스는 각자의 배우자와 사별한 후 홀로 지내는 노인들입니다.[*] 한동네에 사는 이웃이지만 인사만 나누는 사이인 두 사람은 은밀하게 '해피 노년' 프로젝트를 시작합니다. 이를 먼저 제안한 애디는 자신이 용기를 낼 수 있던 근원에 '외로움'이 있었노라 고백하지요. 그녀의 제안은 이렇습니다. ① 밤에 자신의 집으로 찾아와 줄 것, ② 함께 이야기를 나눌 것, ③ 자신의 침대에서 함께 잠들어 줄 것. 당황한 루이스도 이 건설적인 제안을 흔쾌히 수락합니다. 읽는 내내 뭉클하면서도 씁쓸한 미소가 흘러나왔지요. 생의 다른 시기와 다를 바 없는 노년의 난제가 떠오른 탓입니다. 사랑하는 이들과의 이별, 사회적 역할로부터의 소외, 미지의 끝을 향한 두려움, 인간 본연의 외로움에 더해진 격하디격한 외로움…. 그리고 무엇보다 노쇠해 가는 뇌와 언어를 떠올립니다. 말 한마디 뱉지 못한 하루가 쌓여 갈수록 언어는 점점 초라해지겠

* 〈밤에 우리 영혼은〉, 켄트 하루프, 김재성 역,
뮤진트리(2016).

192   좋은 의사소통 파트너의 중요성

지요. 이 때문일까요? 애디와 루이스의 은밀한 프로젝트를 열렬히 응원하고 싶어집니다.

그런데 두 사람의 관계를 어떻게 규정하면 좋을지 의문이 듭니다. 연인? 잠만 자는 사이? 썸? 그 무엇에도 온전히 부합하지 않는 걸 보니 정말로 특별한 관계임에 틀림없네요. 일상의 소소함을 나누고 친밀한 대화를 주고받으며 다정히 하루를 마감하는 사이! 저는 이 두 사람을 서로의 완벽한 '의사소통 파트너'라 부르고 싶습니다. 의사소통 파트너가 한 침대에서 잠들기까지 하냐고요? 모름지기 의사소통의 범위란 넓고도 심오하니까요. 반드시 말이 오가지 않더라도 눈빛을 나누고 숨결을 공유하는 것 또한 의미 있는 의사소통 중 하나입니다. 이제부터는 노년에 의사소통 파트너가 꼭 필요한 이유, 그리고 슬기로운 의사소통 파트너가 되기 위한 미션을 소개합니다.

마음과 언어를 나누자

의사소통 파트너는 나이와 상관없이 필요합니다. 정체성을 고민하는 사춘기에 마음을 나눌 친구나 조언자가 없다면 극복하기 힘들 겁니다. 앞만 보고 내달리는 청년에게도 누군가의 위로와 공감이 절실하지요. '아프니까 청춘'이라든가 '마흔에 읽는' 혹은 '오십부터 시작하는' 등의 문구에 눈길이 가는 것도 이러한 이유입니다. 그 어느 때보다 의사소통 파트너가 필요한 시기는 바로 노년입니다. 이전까지의 파트너가 주로 가족, 친구, 동료에 국한된다면 노년에는 범위가 좀 더 넓어질 수 있습니다. 자녀의 결혼으로 확대된 가족, 자주 만나는 이웃과 친척, 직장 외 사회 활동 동료, 간병인, 기관이나 시설 관계자 등등. 나이가 들면서 달라진 삶의 양식에 맞게 대화를 나누는 파트너도 변화합니다.

　　노년의 의사소통 파트너는 어떤 역할을 할까요? 소설 〈클라라와 태양〉에는 주인공 소녀의 마음을 유심히 살피고 진심 어린 조언을 건네는 인공지능 로봇 클라라가 등장합니다. 몸과 마음이 유약한 소녀에게 클라라는 더할 나위 없는 친구이자 의사소통 파트너지요. 다가올 미래에는 이토록 세심하게 설계된 로봇과 만날 수 있겠다는 설렘마저 느껴집니다. 상상의 산물인 클라라와는 다르겠지만 노인

　　　• 〈클라라와 태양〉, 가즈오 이시구로, 홍한별 역,
　　　　민음사(2021).

과 교감하는 의사소통 파트너도 비슷한 역할을 합니다. 먼저 노인의 행동을 찬찬히 살피는 데서 출발합니다. 소통하려는 마음이 있는지, 예전과 달라진 행동은 무엇인지, 의학적 조치가 필요한지 세심히 관찰해야 합니다. 무엇보다 끊임없이 말을 주고받습니다. 대화는 위안과 안정을 가져다주는 바람직한 수단이니까요. 이것뿐일까요. 스스로 할 수 있는 일이 무엇인지 함께 고민하면서 자기 효능감과 자립심을 잃지 않도록 격려합니다.

클라라처럼 의사소통 파트너 역할을 충실히 해내려면 노인을 이해하고자 하는 노력이 선행되어야 합니다. 마음을 다해 '정확히' 이해할 필요가 있습니다. 먼저 노화의 영향으로 언어가 어떻게 달라졌는지 파악합니다. 상대적으로 제 기능을 발휘하는 잔존 능력, 특별히 취약한 기능을 분석합니다. 타인과 소통하려는 의지와 관심사도 놓쳐서는 안 되지요. 사회적 교류와 각종 지원 서비스에 관한 정보를 알아보고 기회를 마련해 주면 잠재적인 의사소통 파트너를 늘리는 데 효과적입니다. 예를 들어 커뮤니티의 취미 모임, 노인 대상 훈련과 교육, 건강관리 서비스를 활용하도록 도울 수 있지요. 노인의 언어와 인지 상태를 전문가에게 진단받고 필요시 조치를 취하기 위한 정보도 챙겨야 합니다.

노인과 함께 사는 배우자나 가족 구성원이 의사소통 파트너인 경우 일상에서 유념해야 할 일이 더 많습니다. 동거하지 않는 다른 가족도 소통에 동참하도록 신경 써야 하지요. 노인이 된 가족 구성

당신의 언어 나이는 몇 살입니까?

원과의 소통을 거부하거나 갈등을 빚는 일은 생각보다 흔합니다. 의사소통 파트너는 이러한 구성원과의 소통을 독려하고 문제를 해결하는 데 앞장서야 합니다. 가끔씩 만나는 가족이라도 노인의 언어 문제를 공유하도록 함으로써 함께 해결책을 모색하는 게 좋습니다. 이와 반대로 관심 가는 대화 주제나 강점이 있으면 이를 활용해 소통을 시도하도록 조율합니다. 노인이 속한 모임이나 기관의 관계자, 전문가, 상담가 등과의 의사소통이 어떤지 잘 살펴보고 중재하는 것도 의사소통 파트너의 역할이지요.

이 밖에 일상생활에서 의사소통 파트너의 역량이 필요한 순간은 의외로 많습니다. 추운 겨울 보일러가 고장 났다면? 갑자기 왼쪽 무릎이 아프다면? 휴대폰 요금이 부당하게 청구됐다면? 이 같은 상황에서 문제를 이해하고 결과를 예측하는 일, 해결책을 강구하는 일, 관계자와 연락을 취하고 설명하는 일에는 모두 의사소통이 필요하지요.

나이가 들수록 사회적 역할에서 멀어지고 활동 반경이 줄어든다는 점을 고려해 의사소통 파트너가 나서야 할 일이 더 있습니다. 의미 있는 활동에 참여하고 사회적 교류를 넓혀 가도록 독려하고 지원해야 하지요. 건강에 문제가 없다면 각종 배움과 취미 모임, 신체 활동을 하도록 유도하는 것이 바람직합니다. 알래스카 그위친 부족의 삶을 다룬 소설 〈두 늙은 여자〉에서는 무리에서 쫓겨난 두 노인의 분투가 그려집니다.* 무리에 속했을 때는 연장자란 이유로 모든 일을 젊은이들에게 맡길 수 있었지요. 그런데 부족에 도움이 되지 않는다며 쫓겨난 두 사람은 태도가 180도 달라집니다. "이제부터 전쟁이야!"라고 선포하듯 추위와 배고픔에 맞서 살기 위한 투쟁에 나서지요. 눈구덩이 속에 토끼 덫을 놓고 맹수를 피해 사슴 사냥도 합니다. 땅속에 집을 지어 식량도 비축합니다. 틈날 때마다 동물 가죽으로 옷과 생활용품을 만듭니다. 늙었다는 이유로 힘없이 추방당한 이들의 모습은 온데간데없지요. 이 모든 일이 어떻게 가능했을까요?

생존이 달려 있기도 했지만 무엇보다 '두 사람'이기에 가능하지 않았을까 추측해 봅니다. 늙고 버려졌으며 자립을 잊었던 두 사람이 서로를 보듬고 교감할 수 있었으니까요. 극한의 환경은 물론이거니와 '차라리 죽는 게 낫다'는 절망마저 이겨 낸 힘은 서로가 서로에게 든든한 의사소통 파트너가 돼 준 데 있습니다. 이렇듯 의사소통 파트너는 자칫 고립될 수 있는 노년의 삶을 외부로 확장할 기회를 줍니다. 그 과정에서 소통과 자립을 고양하도록 끊임없이 독려하는 존재지요. 알래스카의 두 노인이 서로에게 그랬던 것처럼 말입니다.

• 〈두 늙은 여자〉, 벨마 월리스, 김남주 역, 이봄(2018).

의사소통 파트너의 역할 팁

1. '노인'에 대해

· 행동 관찰하기: 의사소통 의도, 행동 문제, 신경정신과적·심리적 증상 등

· 정서적 지원 제공하기: 위안, 자기 효능감, 자율성, 안정성, 공감 등

· 언어와 인지 상태를 이해하고 분석하기: 결함과 강점, 요구, 관심사 등

· 정보 제공하기: 커뮤니티 모임, 교육과 훈련, 건강관리 서비스, 언어 검사와 예방 조치 등

2. '일상생활'에 대해

· 활동 참여 독려하기: 의미 있는 활동, 사회적 상호작용, 독립성, 지역사회 활동 등

· 문제 해결 돕기: 능력 예측, 어려움 확인, 자기 관리, 활동 계획, 위험 관리, 의사 결정 등

· 가족 참여 촉진하기: 강점 활용, 가족 역할 배분, 결함 보완 등

· 관계의 질 높이기: 의사소통 파트너, 가족 구성원, 기타 관계자 등과의 교류 촉진

슬기로운 의사소통 파트너가
되기 위하여

2022년 11월 전 세계 인구는 드디어 80억 명을 돌파했습니다. 이 많고 많은 지구인 중 내가 만나고 소통할 수 있는 사람은 극히 적지요. 천문학자 칼 세이건의 말처럼 지구는 우주라는 망망대해에 흩뿌려진 창백한 '푸른 점'에 지나지 않습니다.* 지극히 작은 점 안에서 풍요로운 삶을 꾸려 가려면 타인과의 긴밀한 연결이 중요하다는 그의 충고는 80억 명이 생존하는 인류세에도 여전히 유효합니다. 바로 그 '긴밀한 연결'을 이루려면 어떻게 해야 할까요? 온라인 친구의 숫자가 어마어마하고 내 채널에 '좋아요'나 '구독' 버튼을 누르는 이가 많다면 긴밀한 연결이란 목표를 이뤄 낸 걸까요. 그 숫자의 크기만큼 서로의 마음과 언어를 잘 나누고 있는 걸까요.

노년의 동반자인 의사소통 파트너는 양보다 질적인 소통에 기반합니다. 친밀감을 바탕으로 교감한다는 점에서 상당히 직접적인 소통입니다. 또 일상의 활동 속에서 서로의 언어를 공유하기 때문에 지극히 생활 친화적이지요.

이제 질적이고 직접적이며 생활 친화적인 소통을 진두지휘하는 의사소통 파트너의 미션을 구체적으로 알아보겠습니다.

* 〈창백한 푸른 점〉, 칼 세이건, 현정준 역,
사이언스북스(2001).

당신의 언어 나이는 몇 살입니까?

'첫 단추' 미션: 대화 시도하고 격려하기

슬기로운 의사소통 파트너가 되기 위한 첫 번째 방법은 '첫 단추' 미션입니다. 우리는 첫 단추 끼우는 일의 중요성을 경험으로 알고 있습니다. 셔츠의 첫 단추를 엉뚱한 구멍에 끼우면 두 번째, 세 번째도 엉망이 되고 말지요. 의사소통 파트너가 노인과의 소통을 시작하기 전 미리 준비할 '첫 단추'가 있습니다. 본격적인 소통에 앞서 염두에 두어야 할 마음가짐이랄까요.

① 적절한 때와 상황을 고려해 가급적 자주 대화를 시도한다.
  → 예: "할머니, 저랑 차 한잔 드실래요?",
     "여보, 잠깐 옆에 앉아도 될까?"

② 말의 흐름이 끊기거나 기억하지 못하면 충분히 안심시킨 후 다시 말하도록 격려한다.
  → 예: "저도 그럴 때 많아요, 차분히 잘 생각해 봐요."

③ 얼굴을 바라보고 눈을 맞추며 말한다.

④ 장황하거나 맥락을 벗어난 말을 하더라도 시종일관 주의를 기울인다.
  → 예: "정말 재미있겠네요.", "말만 들어도 분위기를 알겠어요."

⑤ 상대방의 말과 인격을 존중하고 이를 충분히 표현한다.
  → 예: "그 생각도 일리가 있네요. 미처 생각 못했어요.",
     "말씀대로 한번 해 봐야겠어요."

⑥ 함께 시간을 보내고 대화한 데 대한 감사를 표한다.

좋은 의사소통 파트너의 중요성

→ 예: "얘기 잘 들었어요. 감사해요.", "다음에도 또 이런 시간 가져요."

'환경 튜닝' 미션: 소통하기 좋은 환경 만들기

'첫 단추' 미션으로 내적인 준비를 다졌다면 반대로 소통 환경을 점검하는 외적인 준비도 필요합니다. 이름하여 '환경 튜닝' 미션입니다. 록 밴드는 공연을 시작하기 전 기타, 드럼, 키보드 등의 악기를 요란스레 튜닝하지요. 피아노 조율사의 주 업무 역시 정교한 튜닝 작업입니다. 자동차에 새로운 시스템을 장착하거나 라디오 주파수를 맞출 때도 튜닝이란 용어를 사용합니다. 특정 시스템의 구성이나 자원을 정밀하게 조정해 효율적으로 작동하도록 하는 일이 튜닝이지요. 이를 의사소통 환경에 적용해도 비슷합니다. 대화가 이뤄질수 있는 실내외 환경, 소음 등 소통을 방해하는 요소, 대화자 간의거리처럼 의사소통에 영향을 주는 환경 요인을 신중히 조율하는 것이 '환경 튜닝' 미션이지요.

얼마 전 제가 사는 아파트 전체가 전기 점검을 한 적이 있었습니다. 30분 남짓에 불과했지만 너무도 낯설고 어리둥절한 경험이었지요. 가장 익숙지 않은 일은 '지나치게 조용'해진다는 사실이었습니다. 공기청정기, 에어컨, 세탁기, 냉장고 등 가전제품이 가동되며 내는 미세한 소음부터 늘 틀어 두던 음악 소리까지 일시에 소거되니 순식간에 '멈춤' 상태가 된 듯했습니다. TV를 보다 당황한 딸아이도 슬금슬금 곁으로 다가왔지요. 우리는 도란도란 얘기를 나누기 시작했습니다. 그때 문득 깨달았지요. 소음이 사라지니 서로의 말에 온전히 집중하게 된다는 걸 말입니다. 흔히 낚시나 캠핑 초보자가 장소나 장비에 집착합니다. 공부하기 싫은 학생일수록 시끄러운 환경이나 분위기를 탓하는 경우가 많습니다. 하지만 의사소통이 원활하려면 환경 탓을 해도 괜찮습니다. 소통을 방해하는 외부의 훼방꾼을 최소화하는 일이 그만큼 중요하기 때문입니다.

'환경 튜닝' 미션의 구체적인 실천법으로는 ① 대화 시 모든 전자 기기 끄기, ② 실외인 경우 소음이 적은 곳, 구석진 곳, 붐비지 않는 시간대 활용하기, ③ 가까이 앉아 얼굴을 마주 보며 대화하기, ④ 영상 통화 활용하기 등이 있습니다. 저의 정전 경험에 비춰 볼 때 전자 기기는 가급적 최소화하는 것이 효과적입니다. TV, 라디오, 오디오, 세탁기는 물론이고 휴대폰도 잠시 꺼 두면 좋습니다. 외부에서 소통을 시도할 경우 쇼핑몰이나 백화점보다 한적한 카페와 공원이 유리하지요. 식당이라면 테이블마다 분리된 곳이 좋고, 출입문에서 먼 자리일수록 대화에 집중하기 쉽습니다. 식사 시간만 피해도 소음이 훨씬 줄어든 상태에서 대화할 수 있습니다. 저는 친구와 오랜만에 만나거나 간단한 회의가 필요할 때 브런치를 선호하는데, 이역시 소통을 위한 환경 튜닝에 해당합니다. 얼굴을 마주 보고 대화하면 눈을 맞추거나 표정을 살피는 데 유리합니다. 의사소통이 단지 언어적 표현에만 국한되지 않기 때문이지요. 얼굴 표정이나 눈빛, 몸짓, 호흡 패턴과 같은 비언어적 소통도 중요한 환경 튜닝일 수

좋은 의사소통 파트너의 중요성

있습니다. 영상 통화 역시 비언어적 소통에 효과적이지요. 직접 만나지 못하는 비대면 소통의 단점도 어느 정도 보완해 줍니다.

'S4' 미션: 짧게, 천천히, 구조화해 하나씩!
소통을 위한 환경 튜닝까지 마쳤다면 이제 본격적으로 대화에 몰입할 시간입니다. 먼저 핵심 방안 네 가지를 모은 'S4' 미션부터 시작하려 합니다.

① 짧고 명료한 말로 표현한다(Short).

② 천천히 말한다(Slow).

③ 대화를 시도하거나 질문할 때 미리 계획해 구조화된 말로
　표현한다(Structuralize).
　- 자연스럽게 대화를 시도할 때: "지난주 마트 갔을 때 기억나죠?"
　- 대화를 부담스러워할 때: "책 보는 게 좋아요, 드라마 보는 게
　 좋아요?"(선택형 질문)

④ 질문이나 요청을 할 때 한 번에 하나씩만 제시한다(Single).

'S4' 미션을 잘 수행하면 일단 소통이 무리 없이 이루어집니다. 하지만 3장에서 살펴봤듯 노인의 언어는 쉽사리 삼천포로 빠지곤 하지요. 이때 대화의 흐름을 일관되게 유지하고 주제에서 벗어나지 않도록 내비게이션 역할을 해야 합니다.

당신의 언어 나이는 몇 살입니까?

'대화 내비게이션' 미션: 대화 조정하기

의사소통 파트너에게 주어지는 '대화 내비게이션' 미션을 소개하면 다음과 같습니다.

① 주제를 벗어나 장황해지면 이전 주제를 다시 상기시킨다.
  → 예: "아까 우리 둘째네 얘기했는데?", "처음에 하던 얘기 계속하지요, 뭐였죠?"

② 주제의 키워드나 메시지를 자주 반복해 준다.
  → 예: "제주도 여행 얘기 재밌었는데.", "수영 배우는 게 좋다는 거였죠?"

③ 대명사보다 구체적인 명사를 사용해 상기시킨다.
  → 예: "그게 더 좋아요."(X), "코트보다 패딩 점퍼가 더 좋아요."(O)

④ 동일한 주제를 가급적 오래 유지하도록 유도한다.
  → 예: "주말에 영화 봤던 거 마지막엔 어떻게 된다고요? 자세히 얘기해 주세요."

⑤ 새로운 주제로 전환된 경우 그 시작을 명확히 알려 준다.
  → 예: "이제 여름휴가 말고 다음 달 연휴 얘기하려는 거죠?"

⑥ 눈빛, 몸짓, 얼굴 표정 등 비언어적 신호를 잘 관찰하고 이에 맞게 대화를 조정한다.
  → 예: 부정적 신호(지루한 눈빛, 과격한 손짓, 한숨)를 보이면 대화 주제 바꾸기

'대화 내비게이션' 미션은 의사소통 파트너의 역할 중 난이도가

좋은 의사소통 파트너의 중요성

가장 높습니다. 자동차 내비게이션을 정기적으로 업그레이드해야 하는 이유를 생각해 봅시다. 건물과 도로가 없어지거나 보수되고 교통 상황이 시시각각 변하기 때문이지요. '대화 내비게이션'도 마찬가지입니다. 노인의 언어가 달라지는 데 따라 유연하게 대응해야 합니다. 특히 제때 적절한 반응을 해 주면 대화가 더 촉진됩니다.

'리액션 부자' 미션: 다정하게 반응해 주기

'리액션 부자' 미션은 촉진제 역할을 톡톡히 하기 위함입니다. 아래 퀴즈의 정답을 한번 유추해 봅시다.

> 상담사, 토크쇼 진행자, 소개팅 남녀, 그리고 의사소통 파트너의 공통점은 무엇일까요?

어느 정도 짐작이 가지요? 바로 '리액션 부자'여야 한다는 점입니다. 이들의 유능함과 매력을 증명할 수 있는 제1 조건은 상대방의 말과 행동, 표정, 심지어 호흡 패턴에까지 다정하게 반응해 주는 것입니다. 특히 의사소통 파트너는 이 모두를 아우르면서도 상대방의 언어에 최대한 귀를 기울여야 하지요. 주제를 잘 유지하는지, 낱말 찾기 어려움은 없는지, 오류를 스스로 수정하는지 등을 예의 주시한 다음 타이밍을 놓치지 않고 언어와 행동으로 반응해 줍니다. 어찌 보면 의사소통 파트너는 상담사나 소개팅 남녀보다 더 강력한

당신의 언어 나이는 몇 살입니까?

리액션 부자여야 하지요. 만약 단어를 잘 떠올리지 못하면 '에둘러 말하기'로 도움을 줍니다. 마트에서 산 물건 중 오렌지를 말하지 못할 때 "맛이 어땠더라?", "색깔이 밝은 계열인데" 등으로 에두르기를 해 줍니다.

에두르기와 유사한 방법으로 '단서 주기'가 있습니다. 에두르기보다는 좀 더 직접적이고 구체적인 힌트를 제공하지요. 예를 들어 지인의 이름을 떠올리지 못하면 "그저께 점심때 만났던 사람 아니었나?"라고 단서를 줍니다. '그저께, 점심, 만남'이란 주요 정보를 토대로 기억을 유도하지요. 한 달 전 잃어버린 물건의 이름이 입속에만 맴돌 경우 "지하철에서 잃어버렸다고 했죠? 가방이나 주머니에 항상 넣고 다니는 물건이잖아요"라고 단서를 주면 '지하철, 가방이나 주머니 속 물건' 같은 핵심 정보가 뇌의 의미 네트워크를 자극합니다.

'리액션 부자' 미션을 수행하는 또 다른 방법으로 '공감과 칭찬 표현하기'가 있습니다. 이는 남녀노소 누구와 소통하든 필요한 요소지만, 의사소통 파트너가 노인에게 표현하는 공감과 칭찬의 말은 훨씬 더 구체적이어야 합니다. 대화 도중 언급된 문구를 직접 인용하면 말하고자 하는 동기를 자극하는 데 효과적이지요. "걷다가 갑자기 무릎이 아팠다는 말이 너무 와닿네", "며느리를 그렇게 잘 챙겨 줬다니 존경스럽네요" 등이 그 예입니다. 자신의 비슷한 경험을 덧붙여서 공감하면 소통하려는 동기가 더욱 샘솟습니다. 이때 주의

좋은 의사소통 파트너의 중요성

할 것은 말을 평가하려는 태도는 금물이란 점이지요. "부정적인 의미네요?", "그건 좋은 생각이 아닌데요?", "지금 할 얘긴 아닌 듯합니다" 등은 애초부터 존중과 공감의 의사가 없음을 드러내니까요.

제 연구에 열성적으로 참여 중인 3인 가족의 사례를 통해 '공감과 칭찬 표현하기'를 연습해 볼까 합니다. 2년 전 경도인지장애로 진단받은 할머니와 그 가족으로, 남편과 딸이 의사소통 파트너 역할을 모범적으로 수행하고 있지요. 이들의 대화를 들여다보면 '모범적'이라 할 만한 이유를 알 수 있습니다. 다음은 '가족 여행'을 주제로 한 세 사람의 대화를 녹음한 내용입니다.

> **남편**: 정현이 여섯 살 때쯤 처음으로 부산 여행 갔던 거
> 기억나? (*정현: 딸 이름)
> **할머니**: 그게 여섯 살 때였나? 엊그제 같은데.
> **딸**: 엄마한텐 세월이 참 빨랐나 보네. <u>나도 나이 드니까</u>
> <u>이해가 가요.</u> 부산에서 어디 어디 갔어요?
> **할머니**: 해운대랑 또 그런 유명한 덴 다 갔지. 난 산골
> 살아서 그런지 바다라면 다 좋았어. 맨날 맨날 바다가
> 보고팠다고 해야 하나.
> **남편**: <u>바다가 보고팠다는 말 참 멋있네.</u> 바다 보러 가자고
> 내내 노래를 불렀는데 그제야 처음 여행 간 거였어.

당신의 언어 나이는 몇 살입니까?

할머니: 그러게. 자주 좀 다닐걸. 거기, 거기, 서해 어디 갔을 때도 좋았는데. 갯벌에서 조개도 캐고 머드 팩도 하고 막 그랬잖아. 배 타고 낚시 가서 그것도 잡고, 주꾸미.

딸: 그건 나 고등학교 때였을걸. 꽤 오래전인데 조개랑 머드 팩이랑 주꾸미까지 다 기억하시네. 엄마 기억력 진짜 대단하다.

할머니: 낚시할 때 너 뱃멀미 심하게 해서 내내 엎드려 있다 해물탕 끓이니까 벌떡 일어났잖아. 얼마나 웃었던지. 그때 느꼈지. 난 참 행복한 사람이구나.

남편: 맞아. 지금 생각해도 참 좋네. 다 당신 덕이지. 그러니까 앞으로 더 건강해야지. 바다 가서 또 해물탕 먹고 그래야지.

딸: 바다에서 사진도 더 많이 찍고 그래요. 엄마는 바다에서 찍은 사진이 제일 예뻐요.

대화 내용을 보니 과연 '리액션 부녀'답네요. 남편과 딸의 모든 반응에는 공감(나도 나이 드니까 이해가 가요/지금 생각해도 참 좋네)과 칭찬(바다가 보고팠다는 말 참 멋있네/엄마는 바다에서 찍은 사진이 제일 예뻐요)의 말이 빠지지 않습니다. 이들의 대화가 처음부터 모범적이었을까요? 전혀 그렇지 않았다고 합니다. 할머니가 경도인지장애로 진단받은 게 전환점이 되었지요. 치매로 악화되지 않도록 가족이 의기투합한 결과입니다. 제 연구에 동참하게 된 것도 이러한 노력의 일환입니다. 가족 모두가 과제나 피드백을 어찌나 잘 받아들이는지 연구자인 저조차 놀랄 정도지요.

'리액션 부자' 미션의 마지막 실천 방안으로 '기다려 주기'가 있습니다. 노인이 주제를 벗어나지 않고 대화를 잘 이끌어 가면 굳이 개입할 필요가 없습니다. 주제를 이탈하거나 장황해지기 전까지는 적절히 반응하면서 경청하는 게 오히려 바람직하지요. 도중에 질문이나 요청을 한 경우 충분히 생각해서 말하도록 기다려 줘야 합니다. 대화를 재개하려고 무리하게 말을 덧붙이면 재촉하는 듯한 인상을 주기 때문에 소통이 위축됩니다. '신경언어장애'라는 제 강의에서 영상으로 실어증 사례를 보여 주면 학생들에게 많이 받는 질문이 있습니다.

"반응할 때까지 얼마나 오래 기다려야 하나요?"

실어증 환자의 더딘 반응 혹은 무반응이 답답하게 느껴지기 때문이지요. '기다림'의 기준은 사람이나 상황에 따라 다릅니다. 한정판 명품을 사기 위해 새벽부터 줄을 서거나, 아이돌 가수의 공연을 밤새워 기다리는 광경은 그리 낯설지 않습니다. 자녀를 수능 시험장에 들여보낸 부모, 면접 결과를 궁금해하는 취준생, 수술실 앞에서

당신의 언어 나이는 몇 살입니까?

서성이는 가족의 기다림은 제각각의 무게로 다가옵니다. 소유하고자 하는 욕망이나 스타를 향한 팬심은 시험과 수술 결과를 기다리는 마음과 다를 테니까요. 노인과 대화할 때의 기다림은 어떨까요? 특히 뇌졸중이나 치매를 앓는 노인이라면 중증도에 따라 반응이 다양할 수 있습니다. 반응을 기다려 주는 기준도 제각각입니다. A 노인에게 "이것(컵)의 이름은 뭔가요?"라 묻고 기다리면 '컵'이란 대답을 들을 수 있습니다. 반면 충분히 기다려도 반응하지 않는 B 노인이라면 마냥 기다리기보다 '물 마실 때 사용하는 것' 등의 단서를 주는 편이 낫습니다. 의사소통 파트너는 이러한 개개의 수준과 반응 유형을 파악해 대응해야 하지요.

'전지적 참견 시점' 미션: 참견 고수 되기

의사소통 파트너를 위한 마지막 방안으로 '전지적 참견 시점' 미션을 제안합니다. TV 예능 프로그램 〈전지적 참견 시점〉의 주인공은 연예인이 아니라 그의 '매니저'입니다. '당신의 인생을 참견해 드립니다'란 모토 아래 매니저들의 시시콜콜한 참견을 소개하지요. 의사소통 파트너는 연예인 매니저와 같은 '참견 고수'가 되어야 합니다. 일상 활동의 대부분이 의사소통으로 이루어지기 때문이지요. 참견 고수로서 의사소통 파트너가 해야 할 첫 번째 역할은 '대외 활동 일정 짜기'입니다. 앞서 언급한 대로 노인의 대외 활동은 언어와 인지를 자극하기에 좋은 방안입니다. 교육과 훈련, 신체 활동, 취미 모임,

좋은 의사소통 파트너의 중요성

사교 모임, 봉사 활동 등이 주로 활용되지요. 고령층 의사소통 연구에 참여 중인 81세 할아버지의 한 달 일정표를 〈표 13〉에 소개해 봅니다. 일정표를 빼곡히 메운 활동이 놀라움을 자아냅니다. 할아버지의 왕성한 대외 활동이 가능한 것은 순전히 의사소통 파트너인 며느리의 '참견' 덕이라고 합니다.

〈표 13〉 81세 할아버지의 한 달 일정표

나이: 81세(남)
은퇴 전 직업: 초등학교 교사
종교: 천주교
배우자: 2년 전 사별
주요 의사소통 파트너: 며느리, 아들, 손녀

대외 활동 일정표

· 매주 월·수요일 오전 10~12시: 주민 센터 어르신 컴퓨터 교실
· 매주 화·목요일 오후 1~3시: 노인복지 센터 탁구 교실 및 서예 수업
· 매주 월~목요일 오후 4~6시: 경로당에서 바둑 두기, 스트레칭 및 근력 운동하기
· 매주 일요일 오전 10~12시: 성당 가서 미사 드리기
· 첫째·셋째 주 금요일 오전 9~12시: 산악회 회원들과 청계산 가기
· 둘째 주 금요일 오후 5~7시: 퇴직 교사 친목 모임
· 마지막 주 토요일: 초등학교 자원봉사 활동(토요 서예 교실)

당신의 언어 나이는 몇 살입니까?

'전지적 참견 시점' 미션을 실천하기 위한 두 번째 방안은 **'기억 증강 인테리어'**입니다. 이는 집 안 곳곳을 기억 증강에 유리한 인테리어로 바꾸는 게 핵심이지요. 먼저 현관 입구에 화이트보드나 메모꽂이를 비치합니다. 모두 기억 촉진을 위한 '알림 카드' 역할을 합니다. 노인을 포함한 가족 구성원의 소통 창구이기도 하지요. 〈표 13〉의 할아버지라면 월요일 오전에 외출하기 전 '컴퓨터 교실(주민 센터) 갑니다'라 적어 둡니다. 의사소통 파트너가 장 보러 가면서 '마트 다녀올게요. 5시 30분까지 돌아옵니다'란 메모를 남기면 기억과 소통 모두에 도움이 됩니다. 주방 냉장고에도 메모를 부착할 수 있도록 꾸밉니다. 냉장고에 든 식자재 목록, 구입일과 유통 기한, 식단, 식사 시간, 약 먹는 시간 등을 게시할 수 있지요.

거실에는 대외 활동 일정표를 부착하고 메모 가능한 달력과 전단 수집함을 비치합니다. 달력에는 주로 공식적인 대외 활동 이외의 일상을 기록하지요. 가족 생일, 재활용 쓰레기 버리는 날, 지인과의 약속, 도시가스 검침일 등등. 전단 수집함에는 관심 있거나 기억하고 싶은 갖가지 전단을 보관해 두는데, 할인 정보, 동네 소식, 교육과 행사 안내 등은 기억, 정보 습득, 읽기에 두루 활용됩니다. 색인 카드 역시 기억 촉진 인테리어의 일부가 됩니다. 집 안 모든 수납장과 책장에 색인 카드를 붙일 수 있습니다. 예를 들어 서랍장 안에 든 옷이나 잡동사니 목록을 카드에 정리해 두고, 수시로 추가 또는 수정할 수 있도록 여분의 카드를 비치합니다. 책이 많은 편이라면 도서관의 분류 목록 같은 색인 카드를 만들 수 있지요.

'기억 증강 인테리어'로서 '메모리 북'도 효과적입니다. 메모리 북은 스크랩이나 포트폴리오를 떠올리면 됩니다. 스크랩은 자신에게 필요하거나 관심 있는 분야의 자료를 모으는 일이지요. 저 역시 종이 신문을 보던 대학 시절에는 기억해 두고픈 기사를 모으는 게 중요한 일상 중 하나였습니다. 소설 〈작은 동네〉에는 스크랩에 집착하는 남자가 등장합니다. 과거와 현재가 어지럽게 교차하는 일상 속에서 스스로가 '중요한 사람'임을 잊지 않으려는 일종의 몸부림이랄까요. 중요한 무언가를 콕 집어 기억하고 언어로 연결하기에 스크랩만큼 좋은 자료가 없습니다. 포트폴리오는 또 어떤가요. 실력을 뽐내기 위해 작품을 모으듯 개인의 역사를 모아 놓는 자료집에 해당합니다. 스크랩이나 포트폴리오는 모두 '기억을 위한 저장'이란 공통점이 있습니다. 기억 증강을 위한 메모리 북도 마찬가지입니다. 개인의 일상사, 특별한 사건, 관심 있는 주제별로 기억하고 싶은 사진, 신문이나 잡지 기사, 메모, 기타 자료 등을 부착합니다. 각각에 대한 소견이나 느낌을 짧게나마 글로 덧붙이면 보다 완성된 형태의 메모리 북이 되지요. 기억하고 싶은데 자꾸만 잊어버리는 일을 적어둘 수도 있습니다. 손주들이 생일 때 받고 싶다던 선물 목록, 향후 5년 내 이루고 싶은 버킷 리스트 등이 좋은 예지요. 말하자면 메모리 북

• 〈작은 동네〉, 손보미, 문학과지성사 (2020).

당신의 언어 나이는 몇 살입니까?

은 스크랩북과 포트폴리오, 앨범, 일기, 메모장이 모두 결합된 형태입니다. 의사소통 파트너와 함께 수시로 업데이트하고 언제든 들여다볼 수 있도록 침실 옆, 거실 탁자, 식탁 같은 곳에 비치하면 유용합니다.

미션들을 보니 좋은 의사소통 파트너가 되는 일이 쉽지만은 않네요. 소설 〈치카〉에서 치카는 97세인 밸런타인이 자신의 교감 로봇에 붙여 준 애칭입니다.˚ 팔베개, 머리 땋기, 산책과 소소한 수다가 둘이 나누는 교감의 전부지요. 밸런타인은 자신의 마지막 순간마저 치카에게 일임합니다. 심지어 유언도 남기지요. 자신이 죽은 후 누구와도 교감하지 말 것, 그리고 함께 지내던 공간에서 평생 지낼 것. 밸런타인은 둘이 교감하던 시간과 공간을 영원히 기억하고 싶었나 봅니다. 교감 로봇과의 소통이 그에게 얼마나 큰 의미였는지 짐작이 가는 대목이지요. 이렇듯 노년은 양적이기보다 질적인 소통이 필요한 시기입니다. 물론 늙은 뇌의 언어를 자극하기 위해 많은 양의 소통이 요구되기도 하지만, 소통을 통해 느끼는 만족과 희열이 무엇보다 중요하지요. 의사소통 파트너는 이러한 목표를 함께 이뤄 가는 동반자입니다. 우리 모두는 누군가의 의사소통 파트너이며, 언젠가 의사소통 파트너를 절실히 원하는 때가 옵니다. 슬기로운 의사소통

• '치카', 〈아라의 소설〉, 정세랑, 안온북스(2022).

좋은 의사소통 파트너의 중요성

파트너가 되기 위한 미션, 지금 당장 실천해야 할 이유가 충분하지 않나요?

좋은 의사소통 파트너를 위한 꿀팁

1. '첫 단추' 미션: 대화 자주 시도하기, 다시 말하도록 격려하기, 눈 맞추며 말하기, 관심 보이기, 말과 인격 존중하기, 감사 표현하기

2. '환경 튜닝' 미션: 전자 기기 끄기, 소음 적은 시간·장소 활용하기, 가까운 거리 유지하기, 영상 통화 활용하기

3. 'S4' 미션: 짧게(Short), 천천히(Slow), 구조화해(Structuralize), 한 번에 하나씩(Single) 말하기

4. '대화 내비게이션' 미션: 주제 상기시키기, 키워드나 메시지 반복해 주기, 구체적인 단어 사용하기, 동일 주제 유지 돕기, 주제 전환 시 시작점 알리기, 비언어적 신호에 따라 대화 조정하기

5. '리액션 부자' 미션: 에둘러 말해 주기, 단서 주기, 공감과 칭찬 표현하기, 기다려 주기

6. '전지적 참견 시점' 미션: 대외 활동 일정 짜기, 기억 증강 인테리어

당신의 언어 나이는 몇 살입니까?

7.

노년기 성장의
끝판왕:
다중 언어생활자
되기

나이가 들수록 외국어를 열심히 공부합시다! 다짜고짜 이렇게 외치면 곧장 수긍하기 어려울 겁니다. 외국어를 배우기 위해 영어 유치원에 다니고 어린 나이에 유학을 떠나는 세태를 떠올리면 모순처럼 들리기도 합니다. 노인이 되어 굳이 외국어를 배워야 하나 싶은 의구심이 든다면 먼저 내 안에 자리한 선입견을 점검해 봐야 합니다.

① 외국어를 학습하기 좋은 때는 뇌 발달 시기인 영·유아기다.
② 성인에게 외국어 학습은 자기 계발 이상의 의미가 없다.
③ 둘 이상의 언어가 서로 충돌하면 늙은 뇌에 과부하가 걸린다.
④ 나이 들어 학습한 외국어는 쓸모가 없다.

연초가 되면 어김없이 영어 회화 수업에 등록하고 작심 한 달을 못 넘겨 본 경험이 있지 않나요? '새해 결심' 리스트에서 빠지지 않는 외국어 공부는 비단 젊은 층에만 필요한 게 아닙니다. 학습한 외국어가 많을수록, 여러 언어를 동시에 구사할수록 늙은 뇌에 유리

노년기 성장의 끝판왕: 다중 언어생활자 되기

하기 때문이죠. '다중 언어생활자'란 모국어를 포함한 둘 이상의 언어를 일상적으로 사용하는 경우를 뜻합니다. '장롱 면허'처럼 한때 배운 외국어를 뇌 깊숙이 저장만 해 두었다면 다중 언어 경험자는 될지언정 '다중 언어생활자'는 아닙니다. 둘 이상의 언어를 배우고 이를 어떤 식으로든 활용하고 있다면 다중 언어생활자가 틀림없습니다. 여기서는 여러 언어를 구사하는 것이 노인에게 어떤 이로움을 주는지 살펴보고, 다중 언어생활자로 살기 위한 구체적인 방법을 공유합니다.

당신의 언어 나이는 몇 살입니까?

멀티플렉스형 뇌로 단련하자

둘 이상의 언어를 사용하는 것이 실제로 우리 뇌에 긍정적으로 작용할까요? 다중 언어생활자는 노화의 영향을 덜 받을까요? 노화와 다중 언어 사용에 관한 고민의 역사는 의외로 깁니다. 1900년대 초부터 이중 언어의 이점이 무엇인지 진지하게 논의되었고, 이후에도 꾸준히 연구가 지속되어 왔지요. 그중 하나를 소개하자면, 다중 언어생활자는 뇌에서 발생하는 인지적 간섭의 영향을 덜 받는다고 합니다. 즉 여러 과제를 동시에 수행할 때 뇌가 처리상 부담을 느껴 서로 엉킬 수 있는데, 다중 언어로 훈련된 뇌는 이러한 간섭에서 자유롭다는 겁니다.

실제로 뇌의 간섭 작용을 설명하는 몇 가지 실험이 있습니다. 1960년대에 입증된 '시몬 효과'도 그중 하나지요. 방법은 단순합니다. 컴퓨터 화면을 통해 빨간색과 초록색 원을 번갈아 보여 줍니다. 피험자는 초록색 원이 나타나면 오른손으로, 빨간색 원이면 왼손으로 자판을 누릅니다. 간섭 효과가 생기는 것은 지금부터입니다. 초록색 원이 왼쪽에, 빨간색 원이 오른쪽에 나타나면 자판을 누르는 시간이 더뎌집니다. '화면에 나타난 원'과 '누르는 손'의 위치가 다를 때 뇌에서 간섭이 일어나기 때문이지요. 스트룹(Stroop) 과제도 이와 유사합니다. 먼저 '빨간색, 노란색, 검은색' 등의 글자가 쓰인 카드를 보여 줍니다. 간섭 효과를 일으키려면 글자와 그 실제 색깔이 달라야겠지요. 예컨대 '빨간색'이란 글자는 검은색으로, '노란색' 글자는 빨간색으로 보여 주는 식입니다. '빨간색'이란 글자를 읽을 때 실제 색깔인 검은색이 뇌에 간섭을 줍니다. 보자마자 '빨간색!'이라 읽어야 하는데, '어? 그런데 글자가 왜 검은색이지?'란 혼란이 개입하면서 시간이 지체되지요.

다중 언어생활자의 뇌는 이러한 간섭 효과에 휘둘리지 않을 확률이 높습니다. 단일 언어에 비해 이중 언어를 사용하는 성인이 갈등을 더 잘 해결한다는 보고도 있습니다. 방해하는 요인(제2 언어)이 있어도 원래 목표(제1 언어)에 주의를 기울이고 문제를 해결하는 능력이 충분히 훈련되기 때문이지요. 방해물을 물리치는 능력뿐 아니라 하나의 작업에서 다른 작업으로 '전환'하는 데도 능숙해집니다. 한 언어에서 다른 언어로 바꿔 본 경험이 많고 여러 언어를 수시로 오갈수록 '전환'을 담당하는 뇌 회로가 활성화되지요. 이는 뇌로 들어오는 다양한 정보를 선별하고 효율적으로 처리하도록 돕습니다. 다시 말해 언어 정보를 처리하는 '속도'와 '정확도'를 높일 수 있지요.

실제로 다중 언어생활자의 뇌에는 특별한 무언가가 있는 걸까요? 여러 연구에 의하면 다중 언어생활자의 뇌는 회백질의 밀도가 더 높습니다. 또 좌뇌에서 언어를 조절하는 영역인 하전두이랑(inferior frontal gyrus)의 신경 네트워크를 활발히 자극합니다. 여러 언어를 사용할수록 서로 다른 뇌 영역 또는 한 영역 내의 뉴런을 상호 연결하는 백질(white matter)이 강화됩니다. 특히 좌뇌와 우뇌를 연결

당신의 언어 나이는 몇 살입니까?

하는 뇌량(corpus callosum)의 백질에 큰 영향을 미치지요. 이러한 뇌 구조의 변화는 단기간의 언어 훈련만으로도 가능합니다. 3개월간 외국어를 학습한 성인들의 뇌를 살펴보니, 기억을 담당하는 해마의 크기가 커지고 전두엽과 측두엽의 피질이 두꺼워졌다고 합니다. '작심 3개월'만 지켜도 이토록 큰 변화를 가져온다니 정말로 놀랍습니다.

다중 언어생활자에게 기대할 수 있는 또 다른 능력 중 하나가 여러 과제를 동시에 잘해 내는 것입니다. 즉 '멀티플렉스'형 뇌로 단련되지요. 여러 언어를 구사할수록 신경 네트워크가 겹겹이 확장됩니다. 이와 대조적으로 하나의 언어만 사용할 경우 언어를 담당하는 특정 영역만 자극을 받지요.

멀티플렉스형 뇌로 단련되면 앞서 소개한 '인지보존 능력'과 '뇌 가소성'에서도 우위를 점할 수 있습니다. 이들은 늙은 뇌의 퇴행을 보완해 주는 보수 기능이지요. 실제로 치매의 발병 시기를 늦추기도 합니다. 다중 언어생활자의 뇌가 해부학적, 생리학적 변화에 잘 적응할 뿐 아니라 기능 저하를 막아 주기 때문에 가능한 일입니다. 그러나 평생에 걸쳐 여러 언어를 구사할수록 노화의 공격을 '철벽 방어'하는 셈입니다. 뇌 위축을 최소화하고 신경 네트워크를 충분히 확보하는 일은 늙은 뇌를 든든히 지켜 주는 지름길이니까요.

상습적인 작심삼일형 외국어 학습자로서 몇 가지 걱정이 앞섭니다. 평생 모국어 중심의 단일 언어생활자로 살았다면 너무 늦은 게 아닐까? 외국어를 배운 적은 있지만 평소에 거의 사용하지 않아도 뇌에 도움이 될까? 나이 들어 더디게 배우는 언어도 효과가 있을까? 다행히 이 같은 걱정은 기우에 불과합니다. 둘 이상의 언어를 통한 뇌 자극 효과는 발달기 아동이나 젊은 성인에만 국한되지 않습니다. 예를 들어 주의력 증진 효과는 18세 이상 성인의 모든 연령대에서 비슷하게 나타납니다. 55~74세 노인을 대상으로 한 제 연구에도 이를 뒷받침할 만한 결과가 있습니다. 2년 간격으로 노인들의 인지-언어가 어떻게 변하는지 추적해 보았는데, '언어 경험'도 분석 대상 중 하나였지요. 구사할 줄 아는 언어가 몇 개인지, 각 언어를 얼마나 자주 사용하는지가 언어 경험을 산정하는 기준입니다. 분석 결과는 생각보다 흥미로웠습니다. 1개의 언어를 사용하는 노인보다 2개 이상의 언어를 주 3회 이상 사용하는 노인은 2년 전 인지-언어 능력을 그대로 유지하고 있었지요. 2개 이상의 언어를 학습했어도 현재 전혀 사용하지 않는 경우, 그리고 주 1~2회만 사용하는 경우는 이와 반대 결과를 보였습니다.

장기간에 걸쳐 여러 언어를 꾸준히 사용해 왔다면 가장 바람직한 상태일 겁니다. 그러나 이민 같은 특수 환경에 놓이지 않고서는 현실적으로 쉽지 않은 일이지요. 특정 시기의 집중적인 학습이나 단기 훈련도 효과가 있다니 그나마 다행입니다. 물론 말하기, 읽기, 쓰기의 활용 방식, 사용 기간이나 빈도에 따른 차이는 좀 더 연구가 필요합니다. 그럼에도 언어 학습이 뇌의 건강한 노화를 촉진한다는 데에는 두말할 나위가 없지요.

노인의 언어 학습은 기억에도 매우 유리하게 작용합니다. 특정 시간과 장소에서 일어난 과거의 개인적 경험에 관한 '일화기억', 저장된 단어와 의미를 연결하는 '의미기억'을 직접적으로 증진시키지요. 노화의 영향으로 가장 큰 불편을 겪는 이름대기는 물론 읽기와 문법에도 유익합니다. 인지 기능을 유동적으로 발휘하도록 돕고 창의적인 사고에도 기여합니다. 멀티플렉스형 뇌를 장착하고 건강하게 나이 들고 싶다면? 주저하지 말고 지금부터라도 다중 언어생활자가 되어야겠습니다.

'언어'라는 눈덩이를 굴리자

소설가 김연수는 누군가를 사랑하는 일이 흡사 '눈덩이'를 굴리는 일과 비슷하다고 말합니다.* 사랑할수록 더 사랑하게 되고 미워할수록 더 미워하게 되기 때문이란 겁니다. 다중 언어생활자가 되는 것이야말로 눈덩이를 굴리는 일이 아닐까 합니다. 새로운 언어를 배우고 하나둘 구사할수록 뇌는 점점 더 조밀하고 유연한 그물망을 갖춰 가지요. 의지만 있다면 얼마든지 더 큰 눈덩이로 불릴 수 있습니다. 우리가 모르는 언어는 세상에 많고 많으며, 한 언어가 품고 있는 어휘와 표현은 무궁무진하니까요.

첫 번째 눈덩이: 작심 3개월

노년에 다중 언어생활자로 살기 위한 '눈덩이' 프로젝트 중 하나로 '작심 3개월' 미션을 제안합니다. 최소 3개월의 공부로도 다중 언어의 이점을 누릴 수 있다는 데 착안했지요. 나이가 많아 외국어를 포기한다는 핑계는 더 이상 통하지 않게 되었습니다. '작심 3개월' 미션은 석 달만 공부하고 '편하게 포기하기'가 핵심입니다. 3개월 단위로 외국어 공부를 새로 시작하는 식이지요. 1~3월은 영어, 4~6월은 일본어, 7~9월은 다시 영어, 10~12월은 다시 일본어. 혹은 봄에는

---

* '관계성의 물 3', 〈여름의 마지막 숨결〉, 김연수, 밀리의서재(2022).

당신의 언어 나이는 몇 살입니까?

스페인어 발음 공부, 여름에는 중국어 읽기, 가을에는 영어 쓰기, 겨울에는 스페인어 인사와 여행 표현…. 평생을 3개월 단위로 쪼개서 공부하고 포기하고 또 공부하고 포기한다면 섭렵하지 못할 언어가 없지 않을까요.

두 번째 눈덩이: 표현 수집가

3개월 단위의 '공부하기-포기하기'를 계획했다면 이제 본격적으로 공부를 시작해야겠네요. 실질적인 방안으로 '표현 수집가' 미션을 권합니다. 세상에는 다양한 수집가가 있습니다. 우표나 동전, 영화 티켓 같은 아날로그 감성부터 고가의 미술품을 모으는 예술 애호가도 있지요. 눈에 보이지 않는 것에 애착을 갖는 이들도 많습니다. 책의 첫 문장을 모으는 작가나 빅데이터 수집가가 그 예지요. 다중 언어생활자가 되기 위한 '표현 수집'은 공부 중인 외국어의 단어나 문장 표현 중 기억해 두고 싶은 것을 모으는 일입니다. 다중 언어가 노년의 뇌에 도움이 되려면 반드시 '생활 밀착형'이 되어야 합니다. 따라서 모아 둔 표현을 다른 사람과 공유하고 수시로 말하거나 써 보는 게 중요하지요. 예를 들어 수집한 표현을 의사소통 파트너인 딸과 매일 하나씩 교환하고 '한 줄 쓰기' 같은 작문을 시도합니다. 써 놓은 문장을 여러 번 소리 내서 읽고 자연스럽게 말해 봅니다. 만일 'Well begun, half done(시작이 반)'이란 영어 표현을 수집한 경우 다음과 같은 절차로 미션을 수행할 수 있습니다.

① 수집한 표현: Well begun, half done. (시작이 반이다.)

② 한 줄 쓰기: I am starting to learn English. Well begun, half done! (저는 영어 공부를 막 시작했어요. 시작이 반입니다!)

③ 읽기와 말하기: I am starting to learn English. Well begun, half done. (소리 내서 말해 보기)

세 번째 눈덩이: 연장 탓

다중 언어생활자가 되기 위한 세 번째 방법은 '연장 탓' 미션입니다. '서툰 목수가 연장 탓한다'는 말에서 힌트를 얻었지요. 여기서 부정적인 뉘앙스만 쏙 뺀 채 '다중 언어생활자는 연장 탓해도 된다'로 바꿔 봤습니다. 외국어 학습에서 '연장'이란 무엇일까요? 생소한 언어를 내 것으로 받아들이는 데 필요한 자료라면 무엇이든 연장이 됩니다. 예전에는 외국어 공부의 정석을 오프라인 수업에 두었습니다. 외국어 학원에 등록해 정해진 시간에 수업을 듣는 경우 연장은 강사의 지식이나 교재에 국한되지요.

오늘날은 외국어를 배우기 위한 연장이 너무도 다양한 시대입니다. 선택의 여지가 많아 오히려 결정장애에 빠지기 일쑤지요. 하지만 선택 기준은 단순합니다. 관심이 가고 재미있는 연장을 택할 것! 저만 해도 좋아하는 영화나 드라마를 여러 번 돌려 보면서 공부를 시도합니다. 넷플릭스와 같은 OTT 서비스는 자막을 선택할 수 있기 때문에 이를 십분 활용하면 좋습니다. 스터디 모임이나 의사소

당신의 언어 나이는 몇 살입니까?

통 파트너와 함께 자료를 대조해 가며 공부하는 것도 효과적입니다. 예컨대 일본어 공부의 주제가 '음식'일 경우 다음과 같은 연장을 활용할 수 있지요.

① 영화 〈카모메 식당〉
② 만화책 〈심야 식당〉
③ 일본어 초밥 레시피
④ 일식 요리사 강연 영상
⑤ 일본 먹방 유튜브 영상
⑥ 일본 음식 사진과 기사

자료에 실린 내용을 완전히 알아듣거나 말하지 못해도 관심과 재미만 있다면 절반은 성공입니다. 무엇보다 3개월이 되기 전에 포기할 확률도 줄여 주지요. 다중 언어생활자의 생활 밀착형 학습 전략으로도 안성맞춤입니다.

네 번째 눈덩이: 일일 교사

네 번째 방법으로는 '일일 교사' 미션이 있습니다. 자신이 얼마나 이해했는지 알려면 남을 가르쳐 보란 말이 있지요. 학생들이 강의 내용을 숙지했는지 확신이 없을 때 저 역시 종종 사용하는 방법입니다. "이 부분을 누가 다시 한번 설명해 볼래요?"라든가 "방금 공부한 내용을 팀원끼리 서로 얘기해 봅시다" 하는 식으로 제안하지요. 해 보겠다고 나서는 학생은 완벽하지 않더라도 어찌어찌 설명을 시도합니다. 듣는 이도 자신이 이해한 내용과 대조해 가며 정리하는 시간을 갖지요. 양쪽 모두에게 이득이 되는 셈입니다.

교사가 되어 모임의 구성원이나 가족, 의사소통 파트너를 가르치는 과정은 노령의 외국어 학습자에게도 큰 도움이 됩니다. '일일 교사' 미션은 ① 공부하기 → ② 가르칠 내용 정리하기 → ③ 수업하기(내용 설명하기, 질문에 답하기) → ④ 누락했거나 답하지 못한 내용 보충하기 순으로 진행합니다. 여기서 ③을 제외한 나머지는 모두 '교사'에게 직접적으로 공부가 되는 시간입니다. 가르칠 대상이 해당 언어를 전혀 몰라도 무방합니다. 예를 들어 프랑스어를 전혀 배워 본 적 없는 손녀에게 교사가 되어 가르칠 수 있습니다. 아이의 수준에 맞게 가르칠 내용을 재구성하는 과정에서 스스로에게 엄청난 학습 효과가 발휘되니까요.

다섯 번째 눈덩이: 절대 반지

다중 언어생활자가 되기 위한 마지막 방안으로 '절대 반지' 미션을 제안합니다. 영화 〈반지의 제왕〉에서 가장 중요한 물건을 꼽으라면 뭐니 뭐니 해도 '절대 반지'일 겁니다. 가장 강력한 마법의 힘을 지닌 이 반지는 줄거리 전체를 관통하는 핵심 매개체이기도 하지요. 외국어를 배울 때 가장 힘든 점 중 하나는 끝이 보이지 않아 자꾸만

229

좌절하게 된다는 점입니다. 포기하고 다시 시작하고 또 포기하기를 반복하는 것도 어쩌면 이 때문인지 모릅니다. 반대로 유학이나 발령, 승진, 해외여행 등 외국어가 필요한 현실적인 목표, '끝'이 아닌 좀 더 가까운 목표가 있으면 포기할 확률이 줄어듭니다.

하지만 노년에는 동기를 자극하는 현실적인 목표를 세우기가 어렵습니다. 뇌 자극이나 치매 예방이 목표라 해도 실제로는 막연할 수 있지요. '절대 반지' 미션은 다중 언어생활자의 길을 포기하지 않도록 하는 데 의미를 둡니다. 절대 반지와도 같은 '단 하나의 목표'를 정함으로써 공부를 계속할 힘을 주는 거지요. '작심 3개월' 미션을 통해 석 달 단위의 계획을 세웠다면 이에 맞게 3개월간 도전할 절대 목표 하나를 세웁니다. 끝이 보이지 않는 추상적인 목표보다 훨씬 달성하기 쉽기 때문에 학습 효과와 동기를 높여 주지요. 관심사나 현실적 필요를 반영할수록 효과는 더욱 배가됩니다. 다음은 언어 경험 연구에 참여한 노인들이 3개월 단위로 설정한 목표입니다. 목표를 세우는 과정에는 당사자뿐 아니라 그 가족과 제가 함께 참여했습니다.

① 영어(67세 할아버지): 영국 신문 '파이낸셜 타임스' 기사 5개 읽기
② 영어(76세 할머니): 캐나다 유학 중인 손자와 월 1회 영어로 화상 통화하기
③ 일본어(81세 할아버지): 마쓰오 바쇼의 하이쿠 시집 1권 읽기

노년기 성장의 끝판왕: 다중 언어생활자 되기

④ 일본어(69세 할머니): 일본에 사는 남동생에게 일본어로 매주 이메일 쓰기

⑤ 중국어(73세 할아버지): 영화 〈마지막 황제〉를 자막 없이 보고 이해하기

⑥ 프랑스어(75세 할머니): 프랑스인 사위와 30분 이상 대화하기

①에서 ⑥까지 목표가 달성되었을지 궁금하다고요? 석 달 후까지 만남을 지속한 5개 사례(② 제외) 중 ①, ③, ④, ⑤는 목표를 이뤘습니다. ⑥의 할머니는 마의 20분 장벽을 넘지 못해 실패했지만, 이후로 공부를 지속해 '한국어-프랑스어' 다중 언어생활자로 지내고 있습니다.

소설가 정지아가 스스로를 '성장(成長)애주의자'라 칭한 인터뷰 기사를 본 적이 있습니다. 아이건 어른이건 시간과 함께 성장해 가는 일, 그리고 그 모습을 돕거나 지켜보는 일을 지극히 좋아한다는 의미로 읽혔는데요. 다중 언어생활자로 사는 일은 바로 성장의 '끝판왕'이 되는 게 아닐까 합니다. 언어를 배우고 사용하는 일이 곧 세상과 관계 맺는 일이자 나를 들여다보는 일이니까요. 다중 언어생활자가 되어 성장의 끝판왕으로 거듭나 보는 건 어떨는지요.

당신의 언어 나이는 몇 살입니까?

다중 언어생활자를 위한 꿀팁

1. '작심 3개월' 미션: 3개월 단위로 '공부하기-포기하기'

2. '표현 수집가' 미션: 외국어 표현 수집하기, 파트너와 교환하기, 한 줄 쓰기/읽기/말하기

3. '연장 탓' 미션: 다양한 학습 자료 활용하기(영화, 강연 영상, 책, 신문 기사, 레시피)

4. '일일 교사' 미션: 가족 및 의사소통 파트너 가르치기

5. '절대 반지' 미션: 단 하나의 절대 목표 정하기

8.

우아하고 세심한
노년을 위하여:
창의적 일상 예술가
되기

+

사회학자 김홍중은 나이 드는 일을 '잡다한 리얼리티 앞에 머리를 숙일 줄 아는 것'이라 했지요.* 매일매일 흘려보내는 잡다한 일상, 그 지루한 반복이 더 이상 지루하지 않게 될 때 우리는 새삼 겸허해집니다. 코로나 시대를 겪으며, 혹은 가족의 불행이나 병마와 싸우며 일상의 평온함이 얼마나 소중한지 절감합니다. 일상을 산다는 건 어쩌면 누구에게나 주어지는 숙제가 아니라 특별하고도 고귀한 행운일 수 있습니다.

노년에 맞는 일상은 어떨까요? 이루지 못한 꿈에 대한 후회, 내일을 확신하지 못하는 불안감, 그 무엇도 시작할 수 없는 무기력에 발목 잡히기 쉽습니다. 더 이상 생산적이지 않은 하루가 낯설고 지루할 수도 있지요. 반면 자발적으로 비생산적인 일상을 택하는 이들도 있습니다. MZ 세대의 트렌드 중 하나인 '파이어족'입니다. 일찍부터 은퇴 자금을 마련해 조기에 퇴사(Financial Independence, Retire

* 〈은둔기계〉, 김홍중, 문학동네(2020).

Early: FIRE)하는 청장년층을 가리킵니다. 노인과 파이어족의 일상이 어떻게 다를지는 구체적으로 가늠하기 어렵습니다. 다만 일상을 어떻게 보내느냐에 따라 삶의 질이 좌우될 거라는 짐작은 가지요.

삶 자체를 예술로 만드는 게 목표라던 소설가 헨리 밀러가 아니더라도, 일상에서 마주하는 것을 무심히 흘려보내지 않는 이라면 누구나 '일상 예술가'가 될 수 있습니다. 여기에 자신만의 시각과 통찰을 더한다면 '창의적 일상 예술가'로 거듭나게 되지요. 노년의 일상이 창의적이고 예술적일 때 삶의 질은 물론 뇌 과학적인 이점까지 확보됩니다. 이는 곧장 슬기로운 언어생활로 연결되지요. 여기서는 창의적 일상 예술가로 살기 위한 갖가지 시도들을 살펴보겠습니다.

당신의 언어 나이는 몇 살입니까?

'몸'이라는 소우주를 단련하자

신체 활동이 노년의 언어생활과 상관이 있을까요? 2장에서 언급한 실어증을 예로 들어 보겠습니다. 실어증은 주로 뇌출혈이나 뇌경색 같은 뇌졸중에 의해 발생합니다. 언어를 담당하는 뇌 영역이 손상되거나 영향을 받을 때 나타나는 언어 증상이지요. 실어증을 극복하려면 어떻게 해야 할까요? 문제를 보이는 언어 증상에 대해서만 재활을 시도하면 된다고 여기기 쉽습니다. 물론 틀린 생각은 아닙니다. 하지만 손상된 뇌 기능을 보완하고 새로운 신경 네트워크를 만들도록 자극하려면 신체 운동이 뒷받침되어야 합니다. 신체 운동은 뇌가 기능을 회복하고 가소성을 발휘하도록 돕기 때문이지요. 이러한 뇌의 '복구' 활동이 활발해져야 언어를 회복하는 데도 탄력이 붙습니다.

실어증처럼 뇌가 손상된 경우가 아니어도 신체 활동의 영향력을 확인할 방법이 있습니다. 몸이 피곤하거나 아프면 책을 읽거나 쓰기가 어렵습니다. 활자 애호가인 저 역시 연이어 강의를 하거나 심신이 피로한 날에는 글자가 눈에 잘 들어오지 않습니다. 스트레스 상황에서는 머릿속 생각이 글로 잘 써지지 않지요. 반대로 가벼운 산책이나 조깅을 하고 나면 공부에 집중이 잘됩니다. 쳇바퀴를 이용해 달리기를 수행한 쥐는 뇌 신경 생장 인자가 늘어나고 도파민 수용체의 밀도가 높아진다는 실험 결과가 있습니다. 이러한 긍정적 변화는 인간에게도 적용됩니다. 소설가 무라카미 하루키의 유명한 달리기 습관은 걸작을 향한 '큰 그림'이 아니었을까 하는 생각도 듭니다.

이렇듯 노년의 뇌와 언어에 이로움을 주는 신체 활동은 무엇일까요?

고강도 산책

가장 먼저 제안하는 방법은 바로 '고강도 산책'입니다. 가벼운 몸과 마음으로 어슬렁거리는 것에 가까운 '산책'도 당연히 이로운 활동 중 하나입니다. 굳이 '고강도'란 말을 덧붙인 이유는 가벼운 산책을 넘어 빠르게 걷기, 달리기 같은 유산소운동과의 결합을 강조하기 위함이지요. 유산소운동이 뇌에 미치는 긍정적 영향은 이미 많은 연구를 통해 입증된 바 있습니다. 걷기 또한 마찬가지입니다. '고강도 산책'이라 해서 강도 높은 운동을 집중적으로 시행하란 의미는 아닙니다. 일상 예술의 일환인 만큼 각자의 일상에 자연스럽게 녹아드는 강도가 바람직하지요.

초반에는 일주일에 3일, 하루 40분 정도로 무리가 되지 않게 시작합니다. 이 강도로 3개월간 실천했다면 일주일에 4~5일, 하루 한 시간 이상으로 늘립니다. 부담 정도를 고려해 '빠르게 걷기'와 '달리기' 중 하나를 선택하거나, 둘을 번갈아 시행해도 무방합니다. 산책에 적합한 장소는 매우 다양합니다. 저는 동네 뒷산이나 공원을 애용하지요. 요즘에는 학교 운동장, 동네 축구장, 하천, 지하철역이나 버스 정류장 인근에서도 걷거나 달리는 이들을 흔히 볼 수 있습니다. 집 주위를 한 바퀴 돌거나 아파트 계단을 오르는 것도 고강도 산책이 됩니다.

댄스

두 번째로 제안하는 신체 활동은 '**댄스**'입니다. 리듬은 뇌의 도파민 기제를 강화하기 때문에 집행기능, 운동, 동기 부여, 각성, 강화 및 보상 같은 도파민의 역할을 촉진합니다. 또 뇌 속 백질이 잘 연결되도록 도와 신경 네트워크를 보존하는 데 일조하지요. 변화무쌍한 리듬이 실린 춤 동작이 노인에게 이로운 이유입니다. 게다가 댄스는 또 다른 '의사소통' 기능도 합니다. 말을 하지 않고 음악에 맞춰 춤추는 행위가 어떻게 소통이 될까요? 〈스트릿 우먼 파이터〉란 TV 프로그램에서는 내로라하는 춤꾼들이 등장해 경쟁을 펼칩니다. 그들의 춤 동작을 보고 있으면 자신만의 이야기를 온몸으로 표현하는 것처럼 느껴집니다. 파트너끼리 눈빛을 주고받고 동작을 연결하면서 리듬과 리듬으로 소통하는 모습은 짜릿한 감동을 선사하지요. 마찬가지로 노년의 댄스는 늙어 가는 뇌와 언어를 자극할 뿐 아니라 교감과 즐거움이라는 선물도 주는 활동입니다.

2019년 일본에서 시행한 한 연구는 댄스의 놀라운 효과를 제대로 입증했습니다. 여성 노인 1000여 명을 8년 동안 추적 조사한 결과, 모든 신체 활동 중 댄스가 치매 발병과 상관성이 가장 높았다고 합니다. 댄스를 즐기는 노인일수록 뇌가 덜 늙고 언어와 인지 능력을 잘 보존한다는 의미지요. 〈조상님께 바치는 댄스〉는 전문 무용수와 아마추어 할머니들이 펼치는 공연입니다. 막춤에 가까운 할머니들의 몸짓은 보는 이에게 엄청난 에너지를 선사합니다. 젊은 무용수와 어우러지는 세대 간의 교감, 과거의 기억을 실은 활기찬 동작을 감상하노라면 어느새 뭉클한 감동이 밀려들지요. 정교하게 다듬어진 노인 무용수들만의 공연이라면 조금 달랐을 겁니다. '일상이 곧 춤'이 되는 아프리카 종족과도 같이, 삶과 어우러진 날것의 느낌이 생생히 전달되기에 벅찬 감흥을 불러일으키는 게 아닐까요. 노년기 신체 활동으로서 '댄스'도 이러한 마음가짐으로 시작하는 것이 바람직합니다. 일상과 하나가 되어 나만의 이야기를 전하는 언어로, 함께하는 이들과의 다정한 소통으로 여기면 자신도 모르게 리듬에 몸을 맡길 수 있을 테니까요.

나만의 철인 3종

마지막으로 제안하는 신체 활동은 '나만의 철인 3종'입니다. 철인 3종 경기는 한 선수가 수영, 사이클, 마라톤을 모두 수행하는 스포츠지요. 대개는 하나만 감당하기도 벅차지만 세 경기 모두에 도전하는 아마추어도 많습니다. 철인 3종까지는 아니어도 운동을 생활의 일부이자 필수 과업으로 받아들이는 게 요즘 추세입니다.

저는 '노화와 의사소통장애'란 강의 때 유달리 질문을 많이 던집니다. 노화를 전문가로서 바라보기 전에 스스로를 돌아보는 계기가 되었으면 하는 바람 때문이지요. 노인의 삶의 질을 다루던 중 '당신의 일상이 즐겁습니까?'란 질문을 해 보았습니다. 즐겁다고 답한 학생들에게 이유를 물으니, '매일 저녁 운동하고 나면 행복하다', '요즘 새로 배우는 운동이 재미있다', '운동하고 몸이 좋아져서 뿌듯하다' 등 신체 운동에 관한 내용이 많았습니다.

학생들처럼 운동을 일상의 재밋거리 중 하나로 즐기는 이들이 많아졌지만, 필요에 의해 우격다짐으로 운동하는 이들도 있습니다. 운동이 의무가 되면 일상의 기쁨으로 받아들이기 어렵지요. 게다가 학창 시절에 경험한 체육 활동이 어떤 기억으로 남아 있는지도 영향을 줄 수 있습니다. 제 딸아이는 줄넘기와 리듬 체조, 태권 체조가 어렵다며 체육 수업을 무척 힘겨워합니다. 담임선생님과 이 문제를 상의하니 학원을 다녀 보라는 권고를 받았습니다. 체육 수업에 대한 기억이 좋지 않은 아이에게 학원에서 배우는 태권도나 줄넘기가 달가울까 싶어 고민만 더 깊어졌지요. 체육 수업이 자연스레 일상 활동으로 이어지고 평생의 즐거움 중 하나로 남기를 바라는 마음 또한 더 간절해졌습니다.

'나만의 철인 3종'은 평생에 걸쳐 꾸준히 즐길 수 있는 운동을 최소 3개는 만들자는 제안입니다. 3종까지 확보하지 못했다면 오늘부터 당장 시작하면 됩니다. 저 역시 꾸준히 지속하는 운동을 꼽으라면 겨우 하나뿐입니다. 나머지 2종을 확보하기 위해 부지런히 나서야겠네요. 평생 시도해 본 운동이 세 가지 이상이라 해서 '나만의 철인 3종'을 완수했다고 여기면 오산입니다. '나만의 철인 3종'에는 몇 가지 필수 요건이 있으니까요.

① 3종 모두를 한 달간 최소 3회 이상 시행한다.
② 특수 상황(예: 여행, 건강) 때문에 3종을 시행하지 않은 기간이 3개월을 넘지 않는다.
③ 즐거움을 주지 않는다면 재빨리 새로운 3종을 구성한다.

인간의 몸은 '소우주'와도 같다는 말이 있습니다. 인체의 정교함과 오묘함을 다른 어떤 구조물과도 견줄 수 없기에 우주의 축소판에 비유한 것이지요. 인간의 뇌와 마음에 거대한 우주를 품을 수 있으니 '인간이 곧 우주'라는 철학적 해석도 가능합니다. 어찌 되었든 인간의 몸과 마음은 우주의 삼라만상을 고스란히 담은 '오묘하지만 위대한 그 무엇'임에 틀림없습니다. 이러한 우주적 진리는 나이가 든다 해도 결코 변할 리 없지요. 다만 내 안의 우주가 덜 노쇠해지도록 방어막을 튼튼히 세우고 힘을 길러야 합니다. 소우주를 단련하기 위한 신체 활동이 필요한 이유입니다.

커뮤니티 활동의 경이로움

영혼에도 무게가 있을까요? 이것이 성립하려면 먼저 영혼이 인간의 몸과 엄밀히 분리된다는 전제가 필요합니다. 1907년 외과 의사 덩컨 맥두걸은 사람이 임종할 때 줄어드는 21g을 '영혼의 무게'라 여겼습니다. 100년이 지난 2007년 스웨덴의 룬데 박사 팀은 정밀 컴퓨터 제어장치로 다시 한번 무게를 측정했습니다. 놀랍게도 임종 시 변화되는 체중이 21.26g으로 유사했지요. 두 실험에 대한 과학계의 해석은 그리 긍정적이지 않습니다. 실험을 검증하려는 다른 과학자들도 있었지만 번번이 실패했다고 합니다. 무엇보다 '영혼'이라는 비물리적 속성을 왜 굳이 물리적으로 측정하려 하는지 의문이 컸지요. 정신 작용과 육체를 분리해 내는 시도에 대해서도 의견이 분분합니다. 영혼을 체감하고 확인하고픈 인간의 욕망이 무엇이든 우리가 기억해야 할 한 가지 사실이 있습니다. 우주를 품은 육신이 한 줌 먼지가 되어 돌아갈 그날까지 후회 없이 살아야겠다는 다짐이지요.

이 같은 다짐을 실천하기 위해 신체 활동으로 몸을 단련했다면, 이제 누군가와 함께 좋아하는 일을 할 시간이 필요합니다. 커뮤니티 활동을 통해서 말이지요. '커뮤니티(community)'의 사전적 의미는 이렇습니다. ① 공간적, 지역적으로 나누어진 사회 조직체, ② 조직체와 연관된 심리적 소속감이나 결합. 노년에 필요한 커뮤니티는 사회 조직체의 성격을 띠면서 공통 관심사, 친밀감, 접촉을 기반으로 서로를 연결하는 공동체에 가깝습니다. 커뮤니티 활동을 학창 시절이나 청장년기의 전유물로 여기는 이들이 많습니다. 하지만 노년일수록 일상과 경험을 나누는 일이 매우 중요합니다. 앞서 의사소통 파트너의 역할과 중요성을 언급한 바 있는데요. 커뮤니티 활동은 의사소통 파트너를 더 다양화하고 확대하는 일에 해당합니다.

하버드대학교의 장기 프로젝트 중 1938년에 시작해 현재까지 진행 중인 연구가 있습니다. 성인 발달에 관한 이 연구는 참여자들을 장기간 추적 관찰해 여러 가지 분석을 시도하지요. 그중 '사회적 연결'에 관한 항목이 있습니다. 사회적 연결이 뇌 기능과 건강, 행복감에 긍정적 영향을 준다는 것이지요. 특히 노년에 사회적 관계를 잘 유지할수록 기억을 포함한 인지 능력을 높이는 데 도움이 된다고 합니다. 은퇴 이후 사회적 관계가 위축되더라도 취미나 관심사, 지역 사회를 중심으로 의미 있는 관계를 만들어 갈 수 있습니다. 기존의 사회적 관계나 친목 모임에 보다 적극적으로 참여해 관계망을 다지고 확장해 나가기도 합니다.

자원봉사

노년의 일상과 소통에 도움을 주는 커뮤니티 활동으로 '자원봉사'를 제안합니다. 자원봉사를 어떻게 생각하는지 학생들에게 물었습니다. 대답은 크게 세 부류로 나뉩니다. ① 학창 시절 의무적으로 했

243 당신의 언어 나이는 몇 살입니까?

던 봉사 활동, ② 전문 지식을 지닌 이들이 실질적인 도움을 주는 활동(예: 의료 봉사), ③ 은퇴한 후 여유가 있을 때 베푸는 활동. 이 같은 인식은 비단 학생들에만 해당되지 않습니다. 우리나라 자원봉사 활동의 비율은 약 20%로 경제협력개발기구(OECD) 국가들의 평균인 24%에 못 미친다고 합니다. ③과 같이 노년의 활동으로 여기는 인식 탓인지 60~79세 노인의 참여 비율이 약 38%로 다른 연령대보다 높습니다.

노인이 자원봉사에 참여하는 비중은 매년 높아지고 있지만 간과해서는 안 될 한 가지가 있습니다. 바로 '지속성'의 문제입니다. 참여자 중 대다수가 1년 미만의 일시적 활동에 그친다고 합니다. 경험 삼아 한두 번 참여하거나 특정 시기에만 집중된다면 노년의 자원봉사가 갖는 의미를 제대로 살릴 수 없습니다.

오랜 시간에 걸쳐 꾸준히 참여하는 자원봉사 활동은 노년에 어떤 도움을 줄까요? '생산적인 일'에 기여하기 때문에 뇌를 부단히 자극하게 됩니다. 이는 언어와 인지를 보존하는 효과를 불러오지요. 사회에 보탬이 된다는 성취감은 물론 스스로의 능력에 믿음을 갖는 자기 효능감도 높아집니다. 이러한 심리적 만족은 활동에 참여한 횟수가 많을수록, 참여 시간이 길수록 더 높아지지요.

자원봉사 활동의 또 다른 이점은 의사소통할 기회가 늘어난다는 겁니다. 활동 특성상 집단적으로 이루어지기 때문에 자연스럽게 사회적 교류가 확대되는 셈이지요. 동료 참여자, 봉사 대상자, 활동이나 기관 관계자가 모두 소중한 의사소통 파트너가 됩니다. 이러한 기회는 주변에서 많이 찾아볼 수 있습니다. 대한노인회 자원봉사 지원 센터, 노인 종합 복지관, 시니어 클럽, 공공 도서관, 지방자치단체와 시민 단체의 문을 두드리면 언제든지 참여할 수 있습니다. 저와 함께 '예방적 중재' 활동에 참여 중인 노인들의 자원봉사 현황을 알아보았습니다.

① 66세 할머니: 주 1회 독거노인 말동무 봉사(활동 기간 2년)

② 71세 할아버지: 초등학교 등하교 교통정리 및 아동보호 봉사(활동 기간 1년), 노인 복지관 한글 지도(활동 기간 3년)

③ 73세 할머니: 폐휴지 줍기, 약품 살포 등 환경 정화 활동(활동 기간 5년)

④ 74세 할아버지: 장애인 이발 봉사(활동 기간 3년), 장애 노인 게이트볼 지도(활동 기간 1년)

⑤ 76세 할머니: 어린이집 책 읽어 주기 봉사(활동 기간 5년), 화단 가꾸기 등 환경 정화 활동(활동 기간 3년)

적어도 1년 이상은 활동에 꾸준히 참여하고 있네요. 이들의 모습이 존경스럽고 부러운 마음마저 듭니다. 여러 마리 토끼를 잡을 수 있는 노년의 자원봉사, 지금 당장 시작해 보면 어떨지요.

인생 예술창작 뽐내기 3종

두 번째로 제안하는 커뮤니티 활동으로 '인생 예술창작 뽐내기 3종'을 제안합니다. 예술창작 분야는 무척 다양하지만 꾸준히 지속하며 즐기는 경지까지 이르기란 쉽지 않은 일이지요. 저 역시 이런저런 창작에 도전해 왔지만 '지속하기'와 '즐기기' 원칙에 부합하는 사례가 별로 없습니다. 이유를 분석해 보니, 바쁘다는 핑계로 혼자서만 고군분투하다 끝나 버렸기 때문이 아닐까 합니다. 도전하고 포기하기를 반복하는 혼자만의 창작 작업을 꾸준히 지속하려면 커뮤니티 활동과 연계할 필요가 있습니다. 단순한 창작에 그치지 않고 '뽐내기'를 덧붙인 이유도 바로 이 때문입니다.

커뮤니티 활동의 일환으로 시도해 보는 음악과 미술, 글쓰기 등의 창작 행위는 뇌의 노화를 막고 사회적 소통을 촉진하는 역할을 합니다. 뇌와 몸을 사용해 창작물을 만들어 공유하는 일은 아무리 보잘것없어도 경이롭고 위대하지요. 시인 메리 올리버는 삶의 끝에 선 자신을 '경이와 결혼한 신부'이자 '세상을 품에 안은 신랑'이라 부릅니다.[*] 내가 살아 낸 세상이 진정 경이로웠노라 자신하려면 어떤 일상을 보내야 할까요. 시인은 남아 있는 노년의 날들을 우아하고 세심하게 보내라 권합니다.[**]

우아하고 세심한 노년의 경이로움을 위해 시도하는 '인생 예술창작 뽐내기 3종'은 평생토록 창작할 수 있는 예술 분야를 최소 3개는 만들자는 목표지요. 커뮤니티 활동과 연계하려면 '나 홀로 고군

우아하고 세심한 노년을 위하여: 창의적 일상 예술가 되기

분투'는 지양해야 합니다. 바구니 하나를 만들더라도 누군가와 함께 해 보면 훨씬 유익합니다. 혼자 부르는 노래보다 다른 이들의 목소리와 어우러지는 합창이 훨씬 도움이 되지요. 노년에 도전하는 예술창작 분야에는 제한이 있을 수 없습니다. 음악이라면 악기 연주, 노래, 작사 및 작곡 등의 분야가 있는데, 오케스트라, 밴드, 합주, 합창, 듀엣, 동아리 등을 구성해 커뮤니티 활동으로 연결하면 좋습니다. 미술 분야는 그림, 공예, 조각, 디자인, 서예, 캘리그래피, 만화, 사진 등 다양한데, 최소 2명 이상이 모여 동아리를 조직하면 꾸준히 지속하는 데 유리하지요. 글쓰기는 일기부터 자서전, 에세이, 소설, 시까지 장르별로 도전할 수 있습니다. 1인 작업의 성격이 가장 짙은 분야지만, 2인 이상이 모여 각자의 작품을 발표하거나 합평하는 모임이 바람직합니다. 독서 모임을 통해 글쓰기의 기반을 다지는 것도 유익합니다. 연극이나 뮤지컬 배우로 활약하거나 영화를 만드는 등 종합 예술에 도전하는 노인도 생각보다 많습니다.

창작 분야가 무엇이든 간에 '할 줄 안다'거나 '해 본 적 있다' 식의 모호한 기준은 금물입니다. '인생 예술창작 뽐내기 3종'을 완성하려면 좀 더 까다로운 기준이 필요하지요.

- • '죽음이 찾아오면', 〈기러기〉, 메리 올리버, 민승남 역, 마음산책(2021).
- •• 〈휘파람 부는 사람〉, 메리 올리버, 민승남 역, 마음산책(2015).

① 1개 창작 분야를 최소 1년 이상 지속한다.

② 1년 이상 지속했다면 중단하더라도 언제든 다시 시작한다.

③ 창작의 결과물을 최소 3명 이상과 공유한다(동아리, 온라인 게시 글,
  공연, 전시).

제가 만난 노인들 중에도 커뮤니티 활동을 통해 예술창작을 즐기는 사례가 많습니다. 서예, 목공, 도자기 공예, 자수, 뜨개질, 수묵화, 종이접기 같은 미술 분야가 다수지만, 실버 합창단이나 성가대, 밴드, 오케스트라, 연극에서 활약하기도 하지요. 드문 사례로 벽화 그리기, 유리 공예, 마당극 연출, 풍물패 활동이 있는데, 하나같이 노년에 처음 도전해 본 분야라고 해서 무척 놀랐던 기억이 있습니다. 일상을 경이롭게 만들 인생 예술창작, 세상은 넓고 도전할 예술은 너무도 많습니다.

드라마 〈오늘의 웹툰〉에는 평생 동안 명성을 쌓아 온 노장 만화가가 등장합니다. 명성만큼이나 굳건해 보이던 그의 작업에 어느 날 위기가 닥칩니다. 만화책이 아닌 웹툰을 보는 시대니만큼 펜으로 그린 만화가 더 이상 환영받지 못하게 된 거지요. 엎친 데 덮친 격으로 멀쩡하던 오른손마저 말을 듣지 않습니다. 그는 펜을 다시 들지 못할 것 같은 절망감, 평생의 업을 내려놓아야 한다는 허탈감이 뒤섞여 괴로워합니다. 그러던 그가 돌파구를 찾아냅니다. 종이가 아닌 디지털 드로잉 패드에 그리는 데 도전하지요. 하지만 디지털 펜을 쥐는 것부터 호락호락하지 않습니다. 걸음마를 배우듯 서투르지만 설레는 아이의 마음으로 도전하는 그의 모습이 더없이 아름다워 보였습니다.

평생 한번도 해 보지 않은 일을 시도한다는 건 생각보다 어렵습니다. '해 보지 않은 일'이란 결국 하고 싶지 않았거나 할 생각이 없었던 일이기 때문이지요. 마음먹은 적이 없는 일에 도전한다는 건 누구에게나 스트레스가 됩니다. 게다가 노년의 장벽을 무릅쓰고 감행하는 도전은 더욱 녹록지 않지요. 드라마 속 만화가가 결국 웹툰을 그리는 데 성공했는지는 기억나지 않습니다. 오로지 그의 도전과 분투만이 선명하게 기억될 뿐이지요. 똑같은 일을 아이나 청년이 시도했다면 이와는 다르게 느껴졌을 겁니다.

경기도 수원에는 '뭐라도 학교'라는 네트워크가 있습니다. 은퇴한 노인들의 자발적인 모임으로 핵심 구호가 매우 인상적입니다. '뭐라도 배우고 나누고 즐기고 행하자!' 멤버들의 도전도 구호만큼이나 에너지가 넘칩니다. 사진으로 자서전 만들기, 웰다잉 문화 배우기, 음악적 재능 기부하기, 팟캐스트 방송하기, 컴퓨터 배우기 등등. 노인들의 도전을 한마디로 요약하면 이런 게 아닐까요? 젊은 날의 나였다면 하지 않았을 일에 도전하기. 소설 〈고독사 워크숍〉에도 이와 비슷한 도전기가 나옵니다. 평소 같으면 해 보지 않았을 시시하고 선량한 일이 대거 등장하지요. 연필로 벌레 퇴치하기, 아마추어 발레리나 되기, 철봉에 매달리기, 꾸물꾸물하다가 꾸역꾸역 하기, 읽지 않는 책 사기, 쓸데없는 자격증 수집하기, 강제 종료 버튼 누르기 등등.

해 보지 않은 일에 도전하는 것은 뇌에 새롭고 유연한 네트워크를 만들어 줍니다. 인간의 뇌가 살아 있는 동안 끊임없이 변하기 때문에 가능한 일이지요. 새로운 일에 호기심을 가질수록 기억력과 주의력이 좋아집니다. 익숙지 않은 상황에 직면하면 뇌가 이전 경험과 지식을 총동원해 문제를 해결하려는 '적응적 지능'을 발휘하지요. 이 과정에서 뇌의 여러 신경 회로를 자극하고 세포를 재조직하게 됩니다. 호기심의 방향이 반드시 거창할 필요는 없습니다. 자격

• 〈고독사 워크숍〉, 박지영, 민음사 (2022).

증을 따거나 자서전을 쓰는 등의 도전이 아니더라도 시시콜콜한 호기심거리는 일상에 넘쳐나지요. 특히 다른 이들과 호기심을 나누면 늙은 뇌와 언어에 더없는 효과를 가져다줍니다.

창의적 일상 예술가로 살기 위한 마지막 제안은 '해 본 적 없는 101가지 일에 도전하기'입니다. 101가지는 너무 무리 아니냐고요? 전혀 그렇지 않습니다. 일주일에 한 가지만 실행해도 3년이 못 되어 이룰 수 있으니까요. 〈표 14〉는 제 초고령 연구에 동참하고 있는 세 분이 한 달간 도전한 목록입니다. 이를 보면 당장이라도 도전해야겠다는 용기가 샘솟습니다.

〈표 14〉 101가지 도전의 예

① 83세 할머니

손자와 퍼즐 풀기
도서관 무인 대출기로 책 대출하기
영어로 자기소개하기
에어프라이기로 손녀에게 간식 만들어 주기
친구와 영어 회화 연습하기

당신의 언어 나이는 몇 살입니까?

② 84세 할아버지

며느리와 다육식물 키우기
하루 한 끼 식사 준비하기
복지관에서 색소폰 배우기
가족 온라인 채팅방에 글쓰기
매일 아침 시 한 편 읽고 명상하기

③ 86세 할머니

수영 배우기
수채화 동아리 가입하기
식품 목록 적어 냉장고에 부착하기
저녁마다 강아지 산책시키기

모든 인간에게 평등한 것은 무엇일까요? 이 질문에 흔히 '늙는다'와 '생을 마감한다'로 답합니다. 후자는 몰라도 '늙는 것'에 대해서는 선뜻 동의할 수 없습니다. 노화와 언어를 깊이 연구하면 할수록 늙어 가는 모습에 대해 다시 생각하게 됩니다. 저마다 다르게 늙어 가는 모습은 신선한 자극이 되기도 하고 용기가 되기도 하지요. 겨우 버티는 누군가의 일상이 또 다른 이에게는 호기심 가득한 하루가 됩니다. 가물가물한 기억과 입속에서만 맴도는 언어가 누군가에게는 에너지 넘치는 도구가 되지요. 학교에서, 직장에서 불사르듯 살아온 지난날에는 미처 주도해 보지 못한 일상이 달라질 수 있는

우아하고 세심한 노년을 위하여: 창의적 일상 예술가 되기

이유를 이제는 압니다. 그때의 나라면 하지 않았을 101가지, 일상을 바꾸는 건 바로 이 도전의 힘이 아닐는지요.

창의적 일상 예술가를 위한 꿀팁

1. 신체 활동: 고강도 산책(산책+빠르게 걷기 또는 달리기), 댄스, 나만의 철인 3종
2. 커뮤니티 활동: 자원봉사, 인생 예술창작 뽐내기 3종
3. 101가지 도전: 평생 해 보지 않은 일에 호기심 갖기, 101가지 실행하기

당신의 언어 나이는 몇 살입니까?

영원한 현재진행형을 위하여

저는 지금 사진 한 장을 들여다보고 있습니다. 암컷 레이산알바트로스 '위즈덤'이 위풍당당한 자태를 뽐내며 걸어가는 모습이지요. 현존하는 야생 조류 중 최고령으로 알려진 위즈덤은 70대란 나이에도 아랑곳하지 않고 해마다 새끼를 낳아 기른다고 합니다. 레이산알바트로스의 평균 수명이 28.5년임을 감안하면 매우 이례적인 일이지요. 이쯤 되니 위즈덤의 장수 비결이 무척 궁금해집니다. 외양만으로는 노화를 짐작할 수 없을 만큼 '최강 동안'이라 더욱 호기심을 자극합니다. 게다가 지난 15년간 거의 매년 새끼를 부화시켰다니 그 왕성한 번식력과 에너지에 혀를 내두르게 되네요.

인간과는 사뭇 다른 위즈덤의 노년을 엿보노라니 갖가지 상념에 잠깁니다. 노화의 파고 앞에 자유로워질 길은 영영 없는 걸까요? 세월의 무게가 심신의 노쇠나 퇴보, 침잠으로 이어지지 않으려면 어떻게 해야 할까요? 인간은 한낱 시간의 잔해에 불과하다는 카를 마르크스의 일침도 그닥 위로가 되지 않습니다. 시간의 흐름 속에 오늘 또한 '이미' 존재할 수밖에 없었노라는 시몬 드 보부아르의 말도 마음의 위안이 되기에는 역부족이네요. 결국 여느 때와 같은 결론에 이르고 맙니다. 생의 시간은 온전히 알 수 없으며, 그럼에도 우리는 어딘가를 향해 쉼 없이 가고 있다고.

어딘가를 향해 '가는 중'이라는, 어쩌면 진부한 결론은 의외로 큰 힘을 발휘합니다. 생명이 지속되고 있다는 안도감, 미지의 시간에 대한 설렘, 어딘가에 당도하리란 기대…. 나의 생태학적 시제가 늘 '현재진행형'이기에, 해 보지 않은 일을 '지금' 할 수 있고 사랑하는 이들과 '오늘' 더 소통할 수 있습니다. 그럼으로써 뇌에 끊임없이 '생후배선(livewired)'* 작업을 해 주는 셈이지요. 물론 이 작업 역시 언제나 현재진행형이어야 합니다. 멈추지 말고 부단히 지속하기! 여기에 알 수 없는 내일에 대한 설렘까지 깃든다면 더할 나위 없지 않을까요.

저의 현재진행형을 함께 일궈 주신 편집자님과 남해의봄날 관계자분들께 감사를 전합니다. ●

2023년 8월

이미숙

* 인간의 뇌가 상황에 맞게 변화하고 조정되어
무한히 성장할 잠재력을 지닌다는 개념. 〈우리는
각자의 세계가 된다〉, 데이비드 이글먼, 김승욱 역,
알에이치코리아(2022).

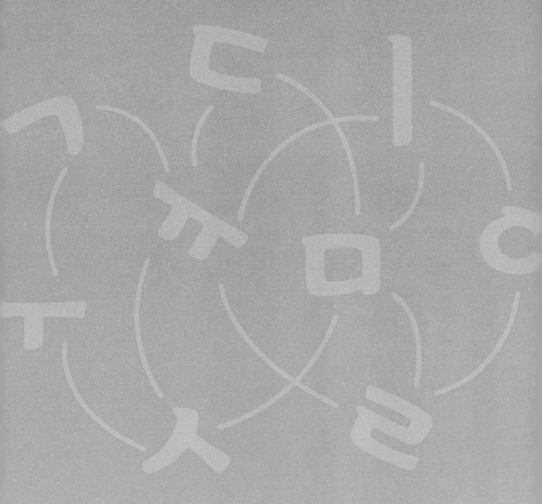

슬기로운
언어생활을 위한
워크북

단어 게임으로
의미 네트워크 강화하기

입속을 맴도는 단어, 떠오르지 않는 이름에 답답한 적이 있을
겁니다. 뇌가 늙으면 단어와 의미를 빠르고 정확하게 연결하지
못하는 탓이지요. 노년의 어휘-의미 오류를 줄이는 데 도움을 주는
세 가지 게임을 소개합니다.

'나는 솔로' 게임

게임 설명

단어의 짝을 찾는 게임입니다. 단어 짝은 서로 반대말, 비슷한 말, 관련 있는 말 등으로 묶입니다. 명사, 동사, 형용사 등 다양한 유형의 단어가 활용될 수 있습니다. 두 사람 이상이 진행하는 게임입니다.

게임 방법

① 질문자가 단어(또는 문장)를 사용해 문제를 낸다.

② 답변자는 짝이 맞는 단어를 말한다.

③ 정답을 맞히면 다른 단어로 게임을 이어가거나, 질문자와 답변자 역할을 바꾼다. 정답을 맞히지 못하면, 역할을 바꾸지 않고 다른 단어로 이어 시도한다.

① 여름과 ○○, ○○과 의자

② 아빠는 남자, 엄마는 ○○

③ 하늘은 파랗고 구름은 ○○○, 토끼는 ○○○ 거북이는 느리다

④ 밤말은 쥐가 듣고 낮말은 ○가 듣는다, 가는 말이 고와야 ○○ 말이 곱다

⑤ 연필과 지우개는 학용품이고 침대와 책장은 ○○이다

tip.

'나는 솔로' 게임은 일상에서 시시때때로 시도할 수 있습니다. 할머니와 손녀가 식사를 하다 불쑥 "숟가락과 ○○○"을 외치거나 부부끼리 산책하며 "장미는 빨갛고 개나리는 ○○○"라 주고받을 수 있지요. 단어를 말하지 못할 경우 음절 수에 맞춰 빈칸 부분을 허밍으로 들려주면 자연스레 힌트가 됩니다. 둘만 아는 에피소드로 구성할 수도 있습니다.

자세한 설명 보기 **p.116**

'싸이월드' 게임

게임 설명

단어를 연상해 말하는 게임입니다. 대표 게임으로 끝말잇기가
있습니다. 특정 장소에 가면 볼 수 있는 것, 의미가 비슷한 뜻의
단어, 특정 글자로 시작하는 말 등 규칙은 자유롭게 정할 수
있습니다.

게임 방법

① 연상할 단어의 범주(게임 규칙)를 정한다.
② 범주에 알맞은 단어를 나열해 말한다.

① 편의점에서 살 수 있는 물건 말하기

② 붉은 계열의 색깔 이름 말하기

③ '기쁘다'와 비슷한 느낌의 단어 말하기

④ 역대 대통령 이름 말하기

⑤ '사' 자로 시작하는(끝나는) 단어 말하기

⑥ 끝말잇기(단어의 마지막 음절이 뒤이을 단어의 첫 음절이 되도록 반복)

tip.

'싸이월드' 게임을 처음 시작할 때는 제한 시간을 두지 않고 자유롭게
시도합니다. 그러다 '3분 → 1분 → 30초' 등으로 시간 압박을 가하면
의미 네트워크를 활성화하는 데 도움이 됩니다. 예컨대 '옷장 속에
있는 옷 색깔'을 30초 안에 빨리 말하도록 하는 식이지요. 상대방과
주고받으며 번갈아 말하는 것도 가능합니다. '캠핑 갈 때 챙길
물건'을 아버지와 아들이 핑퐁 게임 하듯 말할 수 있지요. 제한
시간과 단어 수를 두고 목표를 설정하면 더 효과적입니다. 30초에
10개 혹은 1분에 20개 달성하기, 일주일에 30개씩 연습하기 등의
목표는 부담 없이 실천하기 좋습니다.

자세한 설명 보기 **p.117**

'본캐 부캐' 게임

게임 설명

단어의 핵심 의미(본캐)와 부수 의미(부캐)를 파악해 단어를
정의하는 능력을 기르는 게임입니다.

게임 방법

① 단어 하나를 제시한다.

② 본캐(단어의 핵심 의미) 하나를 말한다.

③ 부캐(단어의 부수 의미) 하나를 말한다.

④ 앞서 말하지 않은 본캐 하나를 추가한다.

⑤ 앞서 말하지 않은 부캐 하나를 추가한다.

⑥ 2~5회 ⑤를 반복한다.

〈지갑〉 (단어 제시)

- 돈이나 신분증을 보관한다(본캐)

- 가죽으로 만든다(부캐)

- 외출할 때 들고 다닌다(본캐)

- 보통 네모난 모양이다(부캐)

- 여러 칸으로 나뉜다(부캐)

tip.

제시된 단어의 핵심 개념과 부수 의미를 구분 지어 말함으로써
의미적 속성을 이해하고 도출하는 데 목표를 둡니다. 상대방과 짝을
지어 하나씩 번갈아 말해 볼 수도 있습니다. 구체적인 사물일수록
정의하기가 수월하지만, 행복, 설렘, 추억, 여행 같은 추상적인
단어로도 연습이 가능합니다.

자세한 설명 보기 **p.119**

말하기의
즐거움을 찾아

주제를 벗어나 삼천포로 빠지는 대화, 오락가락 중언부언하거나
장황해지는 설명에 스스로도 당황스러웠던 적이 있나요?
대화하기, 상황 설명하기, 설득하기, 전달하기, 주장하기 등은
모두 특정 주제나 맥락 아래 이루어지는 말하기 방식입니다.
'담화(discourse)'라 불리는 이 양식들은 언어의 사회적 기능에
기초합니다. 젊은 땐 물 흐르듯 자연스러웠던 대화가 더 이상
자연스럽지 않게 되는 것은 바로 담화 능력이 떨어지기 때문이지요.
즐거운 대화를 위해 담화 능력을 기르는 게임 다섯 가지를 소개합니다.

'육하원칙' 게임

게임 설명

주제를 정한 다음 논리적으로 말해 보는 게임입니다.

게임 방법

① 이야기할 주제를 정한다.

② 주제에 대해 '누가, 언제, 어디서, 무엇을, 어떻게, 왜'의
   육하원칙에 맞게 이야기한다.

게임 예시

〈주제: 외삼촌이 왜 힘든가?〉

어머니: 네 막내 외삼촌인데, 요즘 많이 힘든가 봐.

딸: 외삼촌이 왜요? 육하원칙으로 말해 줘요.

어머니: 외숙모(누가)가 주말에(언제) 북한산으로(어디서) 등산을
갔는데, 떨어뜨린 물통을(무엇을) 주우려다 비탈길에서
넘어졌다(어떻게)는 거야. 그래서 발목을 삐끗했대. 네 삼촌이
혼자서 늦둥이들 돌보느라 엄청 힘든가 봐.

---

tip.

육하원칙은 남에게 들은 말을 옮길 때, 정황을 설명할 때, 누군가를
설득할 때 주로 필요합니다. 일상생활에서 언제든지 시도할 수
있습니다. 이 게임은 말하기와 글쓰기 모두에 적용할 수 있습니다.
온라인 채팅방, 일지나 일기, 이메일 등을 활용하기도 하지요.

자세한 설명 보기　**p.130**

'쇼미더머니' 게임

게임 설명

주제에 맞게 말하는 게임입니다. 3분의 제한 시간을 두고 매번 다른 주제를 말하도록 합니다. 주제에서 벗어나거나 잠시라도 주저해 말이 끊기면 가차 없이 상대방에게 기회를 빼앗깁니다. 두 사람 이상이 진행하는 게임입니다.

게임 방법

① 주제를 정하고 말할 순서를 정한다.

② 3분 내에 주제에 맞게 이야기한다. 먼저 말한 사람이 주제를 벗어나면 다른 사람이 곧바로 기회를 가져간다.

〈주제: 독서의 좋은 점〉

독서를 많이 하면 똑똑해지고, 상식이 풍부해지고, 아주 재미있어.
심심할 때 책을 읽으면 재미있고 좋아. 또 정보를 많이 얻을 수
있어서 똑똑해지고. 친구 중에 집에 온통 책이 많은 친구가 있는데,
그 친구는 이사를 할 때 힘들어서... **(주제와 상관없는 친구 이사 이야기가**
나와서 탈락, 주자 변경)

> tip.
>
> 활용 가능한 주제는 무궁무진합니다. 감염병 대처법, 제주도 여행지,
> 대통령 선거, 동네 산책길, 쇼핑 목록 등 다양한 주제로 시도하세요.

자세한 설명 보기 **p.131**

'유튜버' 게임

어떤 일의 절차나 방법을 순서대로, 마치 영상처럼 세세히
설명하는 게임입니다.

게임 방법

① 절차가 요구되는 주제를 정한다.

② 순서에 맞게 주제에 대해 이야기한다. 순서에 어긋나는 말을
   하면 경고나 벌칙을 부여한다.

〈주제: 라면 끓이기〉

먼저 냄비에 물을 넣어. 라면 봉지 뒤에 보면 물을 얼마 넣으라고 써 있어. 그거에 맞게 넣어. 그리고 물이 끓으면 면이랑 스프를 넣어. 몇 분 끓이라고 봉지 뒤에 나와 있어. 그만큼 끓여. 다 끓으면 불을 끄고 계란을 넣어. 계란은 넣어도 되고 안 넣어도 돼.

tip.

김장하기, 베란다에서 대파 키우기, 결혼식 사회 보기, 요가 동작 등 주제를 다양하게 선정할 수 있습니다. 중요한 것은 단순히 절차를 설명하기보다 사회적 맥락과 소통을 고려하는 것입니다. 한 번도 김장을 해 보지 않은 사람에게 김장하는 법을 알려주려면 무척 상세한 설명이 필요하지요. 순서대로 표현해야 한다는 조급함 대신 말하며 상대방의 상황과 마음에 주목하는 일, 이것이 게임의 진정한 목표입니다.

자세한 설명 보기 　p.132

'우영우' 게임

말이나 글의 요점을 파악해 간결하고 명확하게 핵심 내용을
요약하는 게임입니다. 언론 기사, 드라마 줄거리, 회의 안건 등
광범위한 일상 주제가 활용됩니다.

게임 방법

① 주제를 정한다(신문 기사, 영화 줄거리, 회의 안건, 노래 가사 등).

② 주제문을 읽고(듣고) 요점을 파악해 간결하게 내용을 간추려
   말한다. 이때, 개인의 느낌이나 생각은 배제해야 한다.

〈주제: '이등병의 편지' 가사 요약하기〉

김광석이 부른 '이등병의 편지' 가사 내용은 군대 가는 아이의
심경을 전하고 있어. 집을 나와 열차 타고 훈련소에 가면서 가족들,
친구들에게 헤어짐의 아쉬움, 잊지 말고 편지 보내달라는 당부를 해.

> tip.
>
> 게임의 규칙은 핵심 내용을 간결하고 명확하게 간추리는 것입니다.
> 부수적인 정보, 지나치게 세세한 내용, 추가로 덧붙인 개인적 견해나
> 감정은 최대한 배제해야 합니다.
>
> 예를 들어 온라인 채팅방을 활용해 아버지와 노래 가사 요약하기를
> 시도할 수 있습니다. 격일 또는 일주일 단위로 기한을 정한 다음,
> 좋아하는 노래의 가사를 요약해 채팅방에 올리는 방식이지요.
> 이처럼 좋아하는 취미나 관심사를 반영하면 동기를 부여하는 데
> 훨씬 효과적입니다.

자세한 설명 보기 p.134 ▶

'먹방' 게임

게임 설명

시각 자료를 보고 구체적으로 묘사하는 게임입니다. 그림과 사진,
포토 기사, 동영상, 실제 풍경 등을 보고 구체적으로 묘사해
이야기합니다. 개인적 견해와 경험, 상식과 객관적 정보, 감정은
배제해야 합니다.

게임 방법

① 시각 자료를 제시한다(그림, 사진, 동영상, 실제 풍경 등).
② 보고 있는 것을 구체적으로 묘사한다. 이때, 개인적 감상이나
　 견해는 배제해 이야기한다.

시각 자료 제시: 빈센트 반 고흐의 '카페 테라스'

밤하늘에 별이 빛나고 있고, 사람들이 걸어 다녀. 카페 조명으로 거리가 밝고, 카페 테라스에 사람들이 앉아 있어. 카페 테이블이 둥근 보도블록까지 나와 있어.

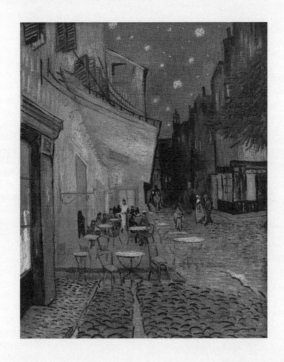

자세한 설명 보기 p.136

읽기의
은혜로움을 좇아

읽기가 이루어지려면 글자의 시각적 속성, 단어와 문장의 의미를 이해하는 어휘적 속성, 소리로 산출하는 음운적 속성이란 삼박자가 조화롭게 어우러져야 합니다. 주의가 산만해지고 기억에서 멀어진대도 우리는 언제까지나 글을 보고 해석하고 소리 내는 일을 멈춰서는 안 됩니다. 나이가 들수록 읽기 경로를 쉼 없이 자극해 뇌의 네트워크를 강화해야 합니다.

'해시태그' 게임

게임 설명

각종 안내문, 제품 설명서 등 글을 읽고 그에 알맞은 키워드를
골라내 말하는 게임입니다. 각종 정보성 글을 활용하면 좋습니다.

게임 방법

---

① 읽기 자료를 제시한다.

② 글의 길이에 따라 제한 시간을 두고 빠르게 읽는다(인쇄물에
키워드를 펜으로 표시하거나, 종이에 적는 것도 가능).

③ 모두 읽었다면 키워드 10개를 고른다(키워드 개수는 글의 길이에 따라
조절 가능).

게임 예시

<읽기 자료>

2022~2023 인플루엔자 국가 예방 접종 사업

▶ 지원 대상: 만 65세 이상 어르신(1957. 12. 31 이전 출생자)
▶ 지원 내용: 인플루엔자 4가 백신
▶ 접종 기간: 22. 10. 12~12. 31
▶ 접종 기관: 지정 의료 기관 및 보건소
▶ 준비 사항: 신분증
▶ 기타 안내 사항

　가. 예방접종 전후 주의 사항, 이상 반응 등 반드시 사전 숙지 필요

　나. 지정 의료 기관 및 보건소에 대한 사전 숙지, 사전 예약 필수

　다. 이런 분들은 예방접종을 해서는 안 됩니다!

　　√ 과거 인플루엔자 백신 접종 후 중증(생명에 위협적인) 알레르기 반응이 있었던 경우

　　√ 인플루엔자 백신 성분에 중증 알레르기 반응이 있었던 경우

　　√ 중등증 또는 중증 급성 질환자는 증상이 호전될 때까지 접종 연기

<키워드 10개 고르기>

73세 할머니가 고른 키워드: 65세, 10월부터, 12월까지, 지정 기관, 보건소, 알레르기

피드백 후 추가된 키워드: 인플루엔자, 신분증, 사전 예약, 접종 연기

자세한 설명 보기　**p.151**　▶

'꿈보다 해몽' 게임

게임 설명

글을 읽고 해석을 덧붙인 다음 일목요연하게 다시 말하는
게임입니다.

게임 방법

① 읽기 자료를 집중해서(소리 내서/마음속으로) 읽는다.

② 전체적인 내용을 요약해서 말한다.

③ 읽은 내용에 관한 해석이나 의견을 덧붙인다.

〈주제: 흥부와 놀부〉

옛날에 흥부와 놀부라는 형제가 살았는데, 흥부는 착하고 놀부는
욕심이 많았어. 부모님이 돌아가시고 놀부는 흥부네 가족을
돈도 안 주고 쫓아냈어. 흥부는 어느 날 다리 부러진 제비를 고쳐
주었는데, 은혜 입은 제비가 박씨를 물어다 주어서 심었더니,
박에서 금은보화가 나왔어. 그 소문을 듣고 놀부는 제비 다리를
부러뜨리고 억지로 치료해서 제비가 물어다 준 박씨를 심었어.
그런데 그 박에서는 장군님이 나와서 놀부를 아주 혼내 줬어.
이 책은 권선징악을 담고 있어서 어린아이들이 읽기에 아주 좋아.
사람은 착하게 살고, 남에게 베풀며 살아야 돼. **(개인의 해석과 의견)**

tip.

이 게임은 읽은 사항의 요지를 파악하고 이해하는 데 그치지 않고
연관된 내용을 추론하는 능력도 필요합니다. 신문 기사의 다양한
뉴스를 활용하면 좋습니다. 주나 월 단위로 단편소설이나 에세이를
활용해도 좋습니다.

자세한 설명 보기 p.154

'어바웃 타임' 게임

게임 설명

신문 기사나 단편소설 등을 읽고, 읽은 내용을 다르게 바꿔 말하는 게임입니다.

게임 방법

① 읽기 자료를 집중해서(소리 내서/마음속으로) 읽는다.

② 읽은 내용 중 바꿔 말하고 싶은 부분을 고른다.

③ 실제 내용과 대조해 가며 바꿔 말한다.

게임 예시

'쓰레기 소각장' 관련 신문 기사

서울시는 ○○동에 쓰레기 소각장을 유치할 계획이라고 밝혔습니다. 이에 관한 설명회가 어제 오후 열릴 예정이었으나, 주민들의 욕설과 고성, 몸싸움으로 무산되었습니다. 주민 반발이 거세 앞으로도 순탄치 않을 전망입니다.

〈69세 할머니의 바꿔 말하기〉

정부에서 발표하고 나서 설명회가 예정대로 진행됐어요. 동네 대표들이랑 자영업자들이랑 학교 같은 기관 사람들도 골고루 모여서. 소각장이 생길 때 뭐가 문제고 뭐가 좋은 건지 얘기하고요. 무엇보다 구청장이나 그런 사람들, 유치하려고 하는 사람들이 꼭 와서 자세히 얘기를 해 줘야죠. 일단 서로 얘기를 다 들어 보는 걸 해야죠.

tip.

바꿔 말하기를 할 때 주의할 점은, 먼저 읽기 자료를 충분히 이해한 다음 이에 기초해 내용을 바꿔야 한다는 사실이지요.

자세한 설명 보기 p.155

'환승연애' 게임

게임 설명

글을 읽고 다른 정보와 비교·대조해 말하는 게임입니다.

게임 방법

① 글(광고 전단, 제품 설명서, 안내문 등)을 읽는다.

② 다른 정보와 비교하고 대조해 설명한다.

게임 예시

① **A 마트의 배송 서비스를 광고하는 전단을 읽은 후:**

　B 마트의 서비스와 비교하고 배송 속도와 비용 측면의 장단점을 말한다.

② **새로 구입한 로봇 청소기의 제품 설명서를 읽은 후:**

　유선 청소기와 다른 작동 방법을 비교해 말한다.

③ **이사 온 아파트의 음식물 처리 시스템에 관한 안내문을 읽은 후:**

　이전에 살던 단독주택의 불편한 처리 과정, 다른 동네 아파트의 처리 비용과 비교 및 대조해 말한다.

---

tip.

읽기 자료에서 포착한 정보를 또 다른 새 정보와 연결 지어 말하는 방식이므로, 이전 정보와 새 정보를 비교하고 대조하면서 차이를 발견하는 것부터 시작합니다. 두 정보의 장단점이 드러날 수도 있지요. 유용한 읽기 자료로는 광고 전단, 제품 설명서, 안내문 등이 있습니다.

자세한 설명 보기 **p.158**

'마무리 투수' 게임

게임 설명

미완성된 글의 결론을 예상해 명쾌하게 마무리해 말하는
게임입니다.

게임 방법

① 읽기 자료(소설, 전기, 자서전 등)를 전체의 3분의 2만 제시한다.

② 자료를 읽고, 나머지 내용을 구상해 말한다. 이때 주제의 범위나
   맥락을 벗어나지 않도록 주의한다.

게임 예시

유모차와 할머니

허리 굽은 할머니 한 분
햇살 맑은 가을 오후
유모차를 지팡이 삼아 장안공원을 거닌다

한 시절 유모차에 누워 재롱을 떨던
손녀와 눈을 맞추며 즐거워했을
유모차 빈자리에
나폴나폴 날아와 눕는 노란 은행잎

〈마무리해 말하기: 65세, 경미한 실어증 노인〉

할머니는 손녀가 그립다
할머니는 쓸쓸하다
가을이라 더

tip.

이 게임은 제시된 글을 얼마나 주의 깊게 읽었는지, 내용을 얼마나
정확히 이해했는지가 관건입니다. 이 게임의 목표가 창작이
아닌 '읽기'와 '이해'임을 잊지 말아야 합니다. 매일 규칙적으로
연습하기에는 시가 좋습니다. 주나 월 단위로는 소설, 전기, 자서전
등을 활용합니다.

자세한 설명 보기   p.159

쓰기를 세상에서
가장 쉬운 일로

나이가 들수록 더 부단히 '쓰기'를 시도해야 합니다. '쓰기'는 나만의
특별한 이야기를 문자화한다는 점에서 매우 매력적인 행위입니다.
그와 동시에 상당히 고차원적인 언어 활동이기도 하지요.
'고차원적'이라 해서 반드시 어렵다는 의미는 아닙니다. 뇌의
다양한 영역이 쓰기 과정에 관여한다는 뜻입니다.

'트리' 게임

게임 설명

일목요연하게 나열해 쓰는 게임입니다. 연관 단어 확장하기, 목록 나열하기, 순서대로 쓰기 등 다양한 활용이 가능합니다.

게임 방법

---

① 무엇에 대해 쓸지 주제를 정한다.

② 주제에 알맞게 내용을 쓴다. 이때, 주제와 선으로 연결해 '트리'를 만들어 나간다.

게임 예시

'트리' 게임의 예: 목록 나열해 쓰기(버킷 리스트)

	1일 1식 실천하기

매일 30분 이상 걷는다

유럽 여행하기	남미 여행하기

매일 다섯 번 이상 웃는다

수영 배우기	댄스 배우기

매일 감사한 일 3개씩 쓴다

바리스타 자격증 따기	프랑스 요리 배우기

자서전 쓰기

66세 할머니 　　　　　　　　　　 84세 할머니

자세한 설명 보기 p.175

'플러스 마이너스' 게임

게임 설명

두 항목의 장단점을 비교해 쓰는 게임입니다.

게임 방법

---

① 주제를 정한다.

② 각각의 장점과 단점을 플러스와 마이너스 요인으로 나누어
   적는다.

③ 항목별로 점수를 부여하고 총점을 계산한다.

게임 예시

중식 레스토랑을 갈지 말지

푸짐하게 먹을 수 있다(+5)	느끼하다(-2)
늘 먹던 음식이 아니어서 새로운 느낌이 든다(+2)	다이어트를 방해한다(-4)
우울했던 기분이 사라진다(+3)	콜레스테롤 수치가 올라가서 건강에 해롭다(-5)

총점: -1('중식'을 선택하지 않음)

---

tip.

굳이 점수를 부여하지 않고 플러스나 마이너스 요인 중 양적으로
더 많은 것을 선택할 수도 있습니다. 장점의 개수가 중식 5개,
한식 4개일 때 중식을 선택하는 식이지요. 실제 고민 중인 문제로
시도하면 더욱 효과적입니다. 고민 해결이 아닌 '쓰기' 연습이
목표이므로 최대한 구체적이고 문법에 맞는 문장으로 표현해야
합니다.

자세한 설명 보기 p.178

'그것이 알고 싶다' 게임

게임 설명

특정 사건을 설정한 다음 인과 관계에 따라 원인과 결과를
기술하는 게임입니다.

게임 방법

① 인과 관계를 분석하기 좋은 주제를 선택한다(화제가 된 사회·문화적
사건, 가족이나 친구의 특정한 행동, 일상의 잡다한 사건 등).

② 사건의 원인이 될 만한 근거를 추정해 본다.

③ 추정한 근거를 바탕으로 결과를 도출해 낸다.

주제: 왜 아들이 평소와 달리 늦잠을 자는가

결과: 취준생인 막내아들이 평소와 달리 늦잠을 잔다.

원인: 전날 오후부터 유심히 관찰해 보니,

① 저녁을 매우 늦게 먹고 야식까지 챙겨 먹는다.

② 밤 10시경 누군가(여자 친구로 추정됨)와 통화를 시작해 자정을 넘길 때가 많다.

③ 컴퓨터가 새벽까지 켜져 있다(입사 지원서를 쓴다고 하나, 실제로는 게임 때문인 것으로 추정됨).

④ 재수 시절에도 그런 적이 있었다. ⇐ 근거가 부족한 모호한 문장

⑤ 한밤중에 경쾌한 음악과 함께 간간이 기합 소리가 들린다. (추정 불가).

---

tip.

이 게임의 원칙은 원인으로 추정되는 문장이 최대한 구체적이고 논리적이어야 한다는 점입니다. 항목을 나열하는 방식인 '트리' 게임이나 '플러스 마이너스' 게임에 비해 다소 어렵게 느껴지는 것도 이러한 추론이 뒷받침되어야하기 때문입니다.

자세한 설명 보기 p.181 ▶

'고흐-테오' 게임

게임 설명

특정한 수신자를 정해 규칙적으로 메일을 쓰는 게임입니다. 메일 수신자가 직접 피드백을 주면 쓰기 능력을 개선하는 데 도움이 됩니다.

게임 방법

① 주기를 정해 규칙적으로 메일을 쓴다.

② 메일을 받은 수신자는 다음의 피드백 기준에 맞추어 답장을 한다.

피드백 기준

1) 연결어가 없이 갑자기 주제가 바뀌었는가?

2) 완성되지 않은 채 일단락된 문장이 있는가?

3) 조사, 어미 등의 문법 요소가 잘 맞는가?

4) 맞춤법과 띄어쓰기는 올바른가?

5) 수기로 작성 시 시공간 배열(간격, 크기)이 적절한가?

tip.

화가 빈센트 반 고흐는 19세부터 생을 마감한 37세까지 무려 18년 동안 동생 테오와 편지를 주고받았습니다. 말보다 깊은 진심을 글로 나누었기에 '영혼'의 편지라 불리는 게 아닐까요. 수기로 작성하는 편지든 이메일이든, 특정한 수신자를 정해 규칙적으로 메일 쓰기를 시도하면 신경학적 경로를 자극하는 효과가 큽니다. 고흐와 테오처럼 마음을 다해 쓴다면 훨씬 더 유익하겠지요.

자세한 설명 보기　p.183

게임 예시

〈73세 할아버지의 이메일: 교육 연수 12년〉

이 교수님께

안녕하세요. 일주일이 벌써 훌쩍 갔네요. 내일이 벌써 뵙는 날입니다. 일주일 동안 바쁜 몇 가지 일들이 있었길래 이제야 메일을 보냅니다. 무엇이냐면 저의 아들 며느리가 부산으로 이사를 갔어요. 부산으로 발령을 받았는데 어쩔 수 없지요. 쭉 가까이 살다가 보니 허전하고 그런

무슨 일이 또 있었는데 친구 녀석이 건강이 더 안 좋아졌다고 연락기 왔네요. 그때 얘기한 죽마고우 고향 친구. 내일 제가 갖고 가기로 한 자료가 무엇인지 생각이 안 납니다. 그걸 적은 걸 아무리 찾아도 종이가 없네요. 나이 드니 깜빡 깜빡 하는 게 한두 가지가 아닙니다. 그럼 내일 두 시에 가겠습니다. 이만 줄입니다. 안녕히 계세요.

김○훈 배상

〈수신자의 피드백〉

① 안녕하세요. 일주일이 벌써 훌쩍 갔네요. 내일이 벌써 뵙는 날입니다. 일주일 동안 바쁜 몇 가지 일들이 있었길래 이제야 메일을 보냅니다. 무엇이냐면 저의 아들 며느리가 ~

→ 어색한 표현 고치기: 몇몇(몇 가지) 일이 있어서

→ 주제 전환 시 줄을 바꾸어 단락을 구분하기

　: 메일을 보냅니다.

　무엇이냐면 저의~

② ~ 이사를 갔어요. 부산으로 발령을 받았는데 어쩔 수 없지요. 쭉 가까이 살다가 보니 <u>허전하고 그런</u>

→ 완성되지 않은 문장 마무리하기: 허전한 기분이 듭니다.

③ 무슨 일이 또 있었는데 친구 녀석이 건강이 더 안 좋아졌다고 <u>연락기</u> 왔네요. 그때 얘기한 죽마고우 <u>고향 친구</u>. 내일 제가 갖고 가기로 한 자료가 무엇인지 생각이 안 납니다.

→ 맞춤법 고치기: 연락이

→ 완성되지 않은 문장 마무리하기: 고향 친구 얘기입니다.

→ 주제 전환 시 줄을 바꾸어 단락을 구분하기, 연결어 사용하기

  : 고향 친구 얘기입니다.

   그런데 내일~

④ <u>나이 드니 깜빡 깜빡 하는</u> 게 한두 가지가 아닙니다. <u>두 시에 가겠습니다.</u> 이만 줄입니다.

→ 띄어쓰기 고치기: 깜빡깜빡하는

→ 주제 전환 시 줄을 바꾸어 단락을 구분하기, 연결어 사용하기

  : 한두 가지가 아닙니다.

   그럼 내일 두 시에 가겠습니다.

'슬기로운 꼰대' 게임

게임 설명

하나의 소재를 두고 자신의 견해를 덧붙여 미니 칼럼을 쓰는
게임입니다.

게임 방법

① 관심 가는 소재를 고른다(예: 책, 영화, 음악, 여행, 맛집 등).

② 내용을 주의 깊게 분석하고 자신의 견해를 덧붙인다.

③ 10줄로 정리해 쓴다.

주민 센터 체험 학습에 대한 '10줄 쓰기' (초등학교 4학년)

오늘 우리 동네 주민 센터를 다녀왔다.

오늘은 제로 플라스틱에 관해 배웠다.

제로 플라스틱은 플라스틱을 줄이기 위한 캠페인 같은 것인데, 물고기나 바다에 사는 동물들이 플라스틱 때문에 많이 병들고 아파하는 모습이 너무 안타깝고 슬펐다.

게다가 우리 몸속에도 플라스틱이 있다니! 정말 충격이었다.

우리도 생수를 사서 마시는데, 이제부터 생수 대신 정수기 물을 마셔야겠다.

그리고 계속 쓸 수 있는 물건을 사용해야겠다.

우리의 지구가 한 사람 한 사람의 노력으로 점점 더 나아지도록 모두 노력했으면 좋겠다.

> tip.
>
> 사회 현상, 책, 영화나 드라마, 음악, 정치·경제적 논란, 여행, 맛집 등을 평가해 '10줄 쓰기'를 시도합니다. 흔히 접하는 평론, 서평, 독후감 등을 떠올리면 됩니다.

자세한 설명 보기 **p.187**

해피 노년을 위한
네 가지 조언

단어 연습, 말하기, 읽기, 쓰기 외에도 행복한 노후를 맘껏 누리기 위한 다양한 활동이 있습니다. 건강한 일상 활동은 건강한 언어에도 도움을 줍니다. 행복한 노후를 완성하는 네 가지 활동을 살펴보겠습니다.

1. 다중 언어생활자 되기

외국어를 배우는 일은 여러모로 도움이 됩니다. 모국어 외의
언어를 구사하는 다중 언어생활자로 살기 위한 구체적인 방법은
무엇일까요?

1) 작심 3개월

① 공부할 외국어의 종류와 범주를 정한다.

② 3개월 단위로 목표를 세운다.

예시

A) 봄-스페인어 발음 공부, 여름-중국어 읽기,
   가을-영어 쓰기, 겨울-스페인어 인사와 여행 표현.

B) 1~3월-영어, 4~6월-일본어, 7~9월-영어, 10~12월-일본어.

tip.

최소 3개월의 공부로도 다중 언어의 이점을 누릴 수 있습니다. '작심 3개월' 미션은 석 달만 공부하고 '편하게 포기하기'가 핵심입니다. 평생을 3개월 단위로 쪼개서 공부하고 포기하고 또 공부하고 포기한다면 섭렵하지 못할 언어가 없지 않을까요.

2) 표현 수집가

① 공부 중인 외국어 단어나 문장 중 기억해 두고 싶은 것을 모은다.

② 모은 단어나 문장을 활용해 한 줄 쓰기를 시도한다.

③ 모든 단어나 문장을 활용해 읽기와 말하기를 시도한다.

예시

① 수집한 표현: Well begun, half done. (시작이 반이다.)

② 한 줄 쓰기: I am starting to learn English. Well begun, half done! (저는 영어 공부를 막 시작했어요. 시작이 반입니다!)

③ 읽기와 말하기: I am starting to learn English. Well begun, half done. (소리 내서 말해 보기)

---

tip.

다중 언어가 노년의 뇌에 도움이 되려면 반드시 '생활 밀착형'이 되어야 합니다. 따라서 모아 둔 표현을 다른 사람과 공유하고 수시로 말하거나 써 보는 게 중요합니다.

3) 연장 탓

① 영화, 드라마, 만화 등 좋아하고 관심이 가는 매체를 선택한다.

② 해당 매체의 자막을 공부 중인 외국어로 선택해 공부한다.

예시

주제: 음식

① 영화 〈카모메 식당〉

② 만화책 〈심야 식당〉

③ 일본어 초밥 레시피

④ 일식 요리사 강연 영상

⑤ 일본 먹방 유튜브 영상

⑥ 일본 음식 사진과 기사

tip.

넷플릭스 같은 OTT 서비스는 자막을 선택할 수 있기 때문에 이를 십분 활용하면 좋습니다. 스터디 모임이나 의사소통 파트너와 함께 자료를 대조해 가며 공부하는 것도 효과적입니다.

4) 일일 교사

① 일일 교사가 되어, 공부 중인 외국어를 가족이나 지인 중 한 사람에게 가르친다.

② 공부하기 → 가르칠 내용 정리하기 → 수업하기(내용 설명하기, 질문에 답하기) → 누락했거나 답하지 못한 내용 보충하기 순으로 진행한다.

tip.

가르칠 대상이 해당 언어를 전혀 몰라도 무방합니다. 예를 들어 프랑스어를 전혀 배워본 적 없는 손녀에게 교사가 되어 가르칠 수 있습니다. 아이의 수준에 맞게 가르칠 내용을 재구성하는 과정에서 스스로에게 엄청난 학습 효과가 발휘되니까요.

5) 절대 반지

① 3개월 간 외국어를 공부하며 도전할 절대 목표 하나를 세운다.

② 목표에 맞게 3개월간 공부한다.

③ 3개월 후 새로운 목표에 도전한다.

예시

① 영어(67세 할아버지): 영국 신문 '파이낸셜 타임스' 기사 5개 읽기

② 영어(76세 할머니): 캐나다 유학 중인 손자와 월 1회 영어로 화상 통화하기

③ 일본어(81세 할아버지): 마쓰오 바쇼의 하이쿠 시집 1권 읽기

④ 일본어(69세 할머니): 일본에 사는 남동생에게 일본어로 매주 이메일 쓰기

⑤ 중국어(73세 할아버지): 영화 〈마지막 황제〉를 자막 없이 보고 이해하기

⑥ 프랑스어(75세 할머니): 프랑스인 사위와 30분 이상 대화하기

tip.

'작심 3개월' 미션을 통해 석 달 단위의 계획을 세웠다면 이에 맞게 3개월간 도전할 절대 목표 하나를 세웁니다. 끝이 보이지 않는 추상적인 목표보다 훨씬 달성하기 쉽기 때문에 학습 효과와 동기를 높여 주지요. 관심사나 현실적 필요를 반영할수록 효과는 더욱 배가됩니다.

자세한 설명 보기 **p.225**

2. 뇌와 언어에 유익한 신체 활동

신체 활동은 뇌가 기능을 회복하고 가소성을 발휘하도록 돕습니다. 몸이 피곤하거나 아프면 책을 읽거나 쓰기가 어렵습니다. 스트레스 상황에서는 머릿속 생각이 글로 잘 써지지 않지요. 노화도 언어생활을 방해하기는 마찬가지입니다. 그렇다면 노년의 뇌와 언어에 이로움을 주는 신체 활동은 무엇일까요?

1) 고강도 산책

① 신체 능력에 맞게 초반 목표를 세운다(예: 일주일에 3일, 하루 40분씩 3개월간 빠르게 걷기).

② 3개월 후, 초반 목표보다 시간과 강도를 늘려 목표를 재설정한다(예: 일주일에 4~5일, 하루 한 시간 빠르게 걷기).

tip.

'고강도 산책'이라 해서 강도 높은 운동을 집중적으로 시행하란 의미는 아닙니다. 각자의 일상에 자연스럽게 녹아드는 강도가 바람직하지요. 부담 정도를 고려해 '빠르게 걷기'와 '달리기' 중 하나를 선택하거나, 둘을 번갈아 시행해도 무방합니다.

2) 댄스

① 가까운 문화센터, 교습소, 동호회 등에서 댄스 강습을 찾아
   도전해 본다. 가족, 친구와 함께 도전하면 더욱 좋다.

tip.

리듬은 뇌의 도파민 기제를 강화하기 때문에 집행기능, 운동,
동기 부여, 각성, 강화 및 보상 등을 촉진합니다. 또 뇌 속 백질이
잘 연결되도록 도와 신경 네트워크를 보존하는 데 일조하지요.
변화무쌍한 리듬이 실린 춤 동작이 노인에게 이로운 이유입니다.
게다가 댄스는 또 다른 '의사소통'의 기능도 합니다. 노년의 댄스는
늙어 가는 뇌와 언어를 자극할 뿐 아니라 교감과 즐거움이라는
선물까지 주는 활동입니다.

3) 나만의 철인 3종

① 평생에 걸쳐 꾸준히 즐길 수 있는 운동 3종을 정한다.

② 3종 모두를 한 달간 최소 3회 이상 시행한다.

③ 특수 상황(예: 여행, 건강) 때문에 3종을 시행하지 않은 기간이 3개월을 넘지 않도록 한다.

④ 즐거움을 주지 않는다면 재빨리 새로운 3종을 구성한다.

자세한 설명 보기 p.237

3. 관계망을 확대하는 커뮤니티 활동

노년에 필요한 커뮤니티는 사회 조직체의 성격을 띠면서 공통 관심사, 친밀감, 접촉을 기반으로 서로를 연결하는 공동체에 가깝습니다. 노년일수록 일상과 경험을 나누는 일이 매우 중요합니다. 커뮤니티 활동은 의사소통 파트너를 더 다양화하고 확대하는 일에 해당합니다. 은퇴 이후 사회적 관계가 위축되더라도 취미나 관심사, 지역 사회를 중심으로 의미 있는 관계를 만들어 갈 수 있습니다. 기존의 사회적 관계나 친목 모임에 보다 적극적으로 참여해 관계망을 다지고 확장해 나가기도 합니다.

1) 자원봉사

① 대한노인회 자원봉사 지원 센터, 노인 종합 복지관, 시니어 클럽, 공공 도서관, 지방자치단체와 시민 단체 등에서 참여하고 싶은 자원봉사를 찾아 참여한다. 가족, 친구와 함께 하면 더욱 좋다.

> tip.
>
> 자원봉사 활동의 또 다른 이점은 의사소통할 기회가 늘어난다는 겁니다. 활동의 특성상 집단적으로 이루어지기 때문에 자연스럽게 사회적 교류가 확대되는 셈이지요. 동료 참여자, 봉사 대상자, 활동이나 기관 관계자가 모두 소중한 의사소통 파트너가 됩니다.

2) 인생 예술창작 뽐내기 3종

① 평생토록 창작할 수 있는 예술 분야 3개를 정한다.

② 1개 창작 분야를 최소 1년 이상 지속한다.

③ 1년 이상 지속했다면 중단하더라도 언제든 다시 시작한다.

④ 창작의 결과물을 최소 3명 이상과 공유한다(동아리, 온라인 게시 글, 공연, 전시 등).

tip.

커뮤니티 활동의 일환으로 시도해 보는 음악과 미술, 글쓰기 등의
창작 행위는 뇌의 노화를 막고 사회적 소통을 촉진하는 역할을
합니다. 음악, 미술, 글쓰기 등 다양한 활동을 동아리나 커뮤니티
활동으로 연결하면 더욱 좋습니다.

자세한 설명 보기 **p.243**

4. 101가지 도전

해 보지 않은 일에 도전하는 것은 뇌에 새롭고 유연한 네트워크를 만들어 줍니다. 새로운 일에 호기심을 가질수록 기억력과 주의력이 좋아집니다. 익숙지 않은 상황에 직면하면 뇌가 이전 경험과 지식을 총동원해 문제를 해결하려는 '적응적 지능'을 발휘하지요. 이 과정에서 뇌의 여러 신경 회로를 자극하고 세포를 재조직하게 됩니다.

101가지는 너무 무리 아니냐고요? 전혀 그렇지 않습니다. 일주일에 한 가지만 실행해도 3년이 못 되어 이룰 수 있으니까요.

예시

① 83세 할머니

    손자와 퍼즐 풀기

    도서관 무인 대출기로 책 대출하기

    영어로 자기소개하기

    에어프라이기로 손녀에게 간식 만들어 주기

    친구와 영어 회화 연습하기

② 84세 할아버지

    며느리와 다육식물 키우기

    하루 한 끼 식사 준비하기

    복지관에서 색소폰 배우기

    가족 온라인 채팅방에 글쓰기

    매일 아침 시 한 편 읽고 명상하기

③ 86세 할머니

    수영 배우기

    수채화 동아리 가입하기

    식품 목록 적어 냉장고에 부착하기

    저녁마다 강아지 산책시키기

tip.

호기심의 방향이 반드시 거창할 필요는 없습니다. 자격증을 따거나
자서전을 쓰는 등의 도전이 아니더라도 시시콜콜한 호기심거리는
일상에 넘쳐나지요. 특히 다른 이들과 호기심을 나누면 늙은 뇌와
언어에 더없는 효과를 가져다 줍니다.

자세한 설명 보기　**p.249**

좋은 의사소통
파트너 되기

그 어느 때보다 의사소통 파트너가 필요한 시기는 바로 노년입니다. 의사소통 파트너의 역할을 충실히 해내려면 노인을 이해하고자 하는 노력이 선행되어야 합니다.

먼저 노화의 영향으로 언어가 어떻게 달라졌는지 파악합니다. 상대적으로 제 기능을 발휘하는 잔존 능력, 특별히 취약한 기능을 분석합니다. 타인과 소통하려는 의지와 관심사도 놓쳐서는 안 되지요. 사회적 교류와 각종 지원 서비스에 관한 정보를 알아보고 기회를 마련해 주면 잠재적인 의사소통 파트너를 늘리는 데 효과적입니다.

노인과 함께 사는 배우자나 가족 구성원이 의사소통 파트너인 경우 일상에서 유념해야 할 일이 더 많습니다. 동거하지 않는 다른 가족도 소통에 동참하도록 신경 써야 하지요.

좋은 의사소통 파트너가 되기 위한 여섯 가지 미션

그 어느 때보다 의사소통 파트너가 필요한 시기는 바로 노년입니다.
의사소통 파트너 역할을 충실히 해내려면 노인을 이해하고자 하는
노력이 선행되어야 합니다.

먼저 노화의 영향으로 언어가 어떻게 달라졌는지 파악합니다.
상대적으로 제 기능을 발휘하는 잔존 능력, 특별히 취약한 기능을
분석합니다.

타인과 소통하려는 의지와 관심사도 놓쳐서는 안 되지요.

의사소통 파트너는 자칫 고립될 수 있는 노년의 삶을 외부로 확장할
기회를 줍니다. 그 과정에서 소통과 자립을 고양하도록 끊임없이
독려하는 존재지요.

좋은 의사소통 파트너가 알아두면 좋을 일상 꿀팁과 다양한
미션을 소개합니다.

1. '첫 단추' 미션

대화 자주 시도하기, 다시 말하도록 격려하기, 눈 맞추며 말하기,

관심 보이기, 말과 인격 존중하기, 감사 표현하기

① 적절한 때와 상황을 고려해 가급적 자주 대화를 시도한다.

→ 예: "할머니, 저랑 차 한잔 드실래요?"

② 말의 흐름이 끊기거나 기억하지 못하면 충분히 안심시킨 후 다시 말하도록 격려한다.

→ 예: "저도 그럴 때 많아요, 차분히 잘 생각해 봐요."

③ 얼굴을 바라보고 눈을 맞추며 말한다.

④ 장황하거나 맥락을 벗어난 말을 하더라도 시종일관 주의를 기울인다.

→ 예: "정말 재미있겠네요.", "말만 들어도 분위기를 알겠어."

⑤ 상대방의 말과 인격을 존중하고 이를 충분히 표현한다.

→ 예: "그 생각도 일리가 있네요. 미처 생각 못했어요.",

"말씀대로 한번 해 봐야겠어요."

⑥ 함께 시간을 보내고 대화한 데 대한 감사를 표한다.

→ 예: "얘기 잘 들었어요. 감사해요.", "다음에도 또 이런 시간 가져요."

2. '환경 튜닝' 미션

전자 기기 끄기, 소음 적은 시간·장소 활용하기, 가까운 거리 유지하기,

영상 통화 활용하기

① 대화 시 모든 전자 기기를 끈다.

② 실외인 경우 소음이 적은 곳, 구석진 곳, 붐비지 않는 시간대를
   활용한다.

③ 가까이 앉아 얼굴을 마주 보며 대화한다.

④ 영상 통화를 활용한다.

tip.

의사소통은 단지 언어적 표현에만 국한되지 않습니다. 얼굴 표정이나
눈빛, 몸짓, 호흡 패턴과 같은 비언어적 소통도 중요한 환경 튜닝일
수 있습니다. 영상 통화 역시 비언어적 소통에 효과적이지요. 직접
만나지 못하는 비대면 소통의 단점도 어느 정도 보완해 줍니다.

3. 'S4' 미션

**짧게(Short), 천천히(Slow), 구조화해(Structuralize),
한 번에 하나씩(Single) 말하기**

① 짧고 명료한 말로 표현한다(Short).

② 천천히 말한다(Slow).

③ 대화를 시도하거나 질문할 때 미리 계획해 구조화된 말로
   표현한다(Structuralize).

   - 자연스럽게 대화를 시도할 때: "지난주 마트 갔을 때 기억나죠?"

   - 대화를 부담스러워할 때: "책 보는 게 좋아요, 드라마 보는 게
     좋아요?"(선택형 질문)

④ 질문이나 요청을 할 때 한 번에 하나씩만 제시한다(Single).

4. '대화 내비게이션' 미션

주제 상기시키기, 키워드나 메시지 반복해 주기, 구체적인 단어 사용하기, 주제 유지 돕기, 주제 전환 시 시작점 알려주기, 비언어적 신호에 따라 대화 조정하기

① 주제를 벗어나 장황해지면 이전 주제를 다시 상기시킨다.

→ 예: "처음에 하던 얘기 계속하지요, 뭐였죠?"

② 주제의 키워드나 메시지를 자주 반복해 준다.

→ 예: "수영 배우는 게 좋다는 거였죠?"

③ 대명사보다 구체적인 명사를 사용해 상기시킨다.

→ 예: "그게 더 좋아요."(X), "코트보다 패딩 점퍼가 더 좋아요."(O)

④ 동일한 주제를 가급적 오래 유지하도록 유도한다.

→ 예: "주말에 영화 봤던 거 마지막엔 어떻게 된다고요?"

⑤ 새로운 주제로 전환된 경우 그 시작을 명확히 알려 준다.

→ 예: "이제 여름휴가 말고 다음 달 연휴 얘기하려는 거죠?"

⑥ 눈빛, 몸짓, 얼굴 표정 등 비언어적 신호를 잘 관찰하고 이에 맞게 대화를 조정한다.

→ 예: 부정적 신호(지루한 눈빛, 과격한 손짓, 한숨)를 보이면 대화 주제 바꾸기

328

5. '리액션 부자' 미션
에둘러 말해 주기, 단서 주기, 공감과 칭찬 표현하기, 기다려 주기

① 단어를 잘 떠올리지 못하면 에둘러 말하기로 도움을 준다.

 → 예: (마트에서 산 물건 중 오렌지를 말하지 못할 때) "맛이 어땠더라?",
 "색깔이 밝은 계열인데"

② 좀 더 직접적이고 구체적으로 단서를 제공한다.

 → 예: (잃어버린 물건의 이름이 입속에만 맴돌 경우) "지하철에서
 잃어버렸다고 했죠? 가방에 항상 넣고 다니는 물건이잖아요"

③ 대화 도중 언급된 문구를 직접 인용하며 공감과 칭찬을
 표현한다(말을 평가하려는 태도는 금물!).

 → 예: "걷다가 갑자기 무릎이 아팠다는 말이 너무 와닿네", "며느리를
 그렇게 잘 챙겨 줬다니 존경스럽네요"

④ 질문이나 요청을 한 경우 충분히 생각해서 말하도록 기다려
 준다(개개의 수준과 반응에 맞게 대응).

---

tip.

'리액션 부자' 미션은 촉진제 역할을 톡톡히 하기 위함입니다.
상대방의 말과 행동, 표정, 심지어 호흡 패턴에까지 다정하게 반응해
주는 것. 특히 의사소통 파트너는 이 모두를 아우르면서도 상대방의
언어에 최대한 귀를 기울여야 하지요. 주제를 잘 유지하는지,
낱말찾기 어려움은 없는지, 오류를 스스로 수정하는지 등을 예의
주시한 다음 타이밍을 놓치지 않고 언어와 행동으로 반응해 줍니다.

329

6. '전지적 참견 시점' 미션

대외 활동 일정 짜기, 기억 증강 인테리어

① 대외 활동 일정 짜기

노인의 대외 활동은 언어와 인지를 자극하기에 좋은 방안입니다. 교육과 훈련, 신체 활동, 취미 모임, 사교 모임, 봉사 활동 등이 주로 활용되지요.

〈예시〉 81세 할아버지의 한 달 일정표

나이: 81세(남)

은퇴 전 직업: 초등학교 교사

종교: 천주교

배우자: 2년 전 사별

주요 의사소통 파트너: 며느리, 아들, 손녀

대외 활동 일정표

· 매주 월·수요일 오전 10~12시: 주민 센터 어르신 컴퓨터 교실

· 매주 화·목요일 오후 1~3시: 노인복지 센터 탁구 교실 및 서예 수업

· 매주 월~목요일 오후 4~6시: 경로당에서 바둑 두기, 스트레칭 및 근력 운동하기

· 매주 일요일 오전 10~12시: 성당 가서 미사 드리기

· 첫째·셋째 주 금요일 오전 9~12시: 산악회 회원들과 청계산 가기

· 둘째 주 금요일 오후 5~7시: 퇴직 교사 친목 모임

· 마지막 주 토요일: 초등학교 자원봉사 활동(토요 서예 교실)

② 기억 증강 인테리어

    1) 현관 입구, 냉장고, 달력 등에 화이트보드나 메모꽂이 비치해
       기억과 소통 돕기

    2) 집안의 모든 수납장과 책장에 색인 카드를 붙여 기억 촉진
       인테리어 만들기

    3) 기억하고 싶은 것들을 메모리 북으로 만들어 거실 탁자, 식탁, 침실
       옆 등에 비치하기

    → 예: 손주들이 생일 때 받고 싶다던 선물 목록, 향후 5년 내 이루고
       싶은 버킷 리스트

읽고, 쓰고, 대화하는 즐거움은 우리 생을 더욱 풍요롭게 합니다.

멈추지 말고 부단히 지속하기!

슬기롭게 준비한다면 오히려 생의 '즐거운 한때'를 만끽하게 될 수도 있습니다. ●

자세한 설명 보기　**p.200** ▶

331

도서출판 남해의봄날. 비전북스 34

우리 인생의 모범답안은 정해져 있지 않습니다. 대다수가 선택하고, 원하는 길이라 해서
그곳이 내 삶의 동일한 목적지는 될 수 없습니다. 진정한 자유를 위해 용기 있는 삶을
선택한 이들의 가슴 뛰는 이야기에 독자 여러분을 초대합니다.

당신의 언어 나이는 몇 살입니까?
말과 글의 노화를 막기 위한 언어병리학자의 조언

초판 1쇄 펴낸날 2023년 9월 15일

지은이	이미숙
편집인	박소희책임편집, 천혜란
교정	이정현
마케팅	황지영, 이다석
디자인	로컬앤드
종이와 인쇄	미래상상

펴낸이	정은영편집인
펴낸곳	(주)남해의봄날
	경상남도 통영시 봉수로 64-5
	전화 055-646-0512
	팩스 055-646-0513
	이메일 books@namhaebomnal.com
	페이스북 /namhaebomnal
	인스타그램 @namhaebomnal
	블로그 blog.naver.com/namhaebomnal

ISBN 979-11-93027-11-0 03510
ⓒ이미숙, 2023